免疫「超」入門

「がん」「老化」「脳」のカギも握る、すごいシステム

吉村昭彦　著

ブルーバックス

装幀／五十嵐 徹（芦澤泰偉事務所）
本文図版／さくら工芸社
本文・目次デザイン／齋藤ひさの
構成／鈴木志乃（フォトンクリエイト）

はじめに

２０１９年に中国・武漢に端を発した新型コロナウイルス感染症は、またたく間に全世界に広がりました。それでも新型コロナウイルスに対するワクチンの開発が「ワープ・スピード」と呼ばれる驚異的な速さで進み、イギリスやアメリカでは２０２０年末にはワクチン接種が開始。日本でも２０２１年2月からワクチン接種が始まったことで、新規感染者数は落ち着きを見せ、これでコロナ禍は終わるのではないかと期待されました。

しかしウイルスが変異を起こしたオミクロン株の出現によって感染者は再び急増。当初「ワクチンを打てば感染しない」といわれていたのが、「ワクチンは感染を抑えないが重症化は抑えるもの」という認識（実はこれが正しいのですが）に変わりました。

こうした中で感染防御の真髄である「免疫」に関心が持たれるようになりました。しかしテレビなどマスコミで発言している感染症の専門家や医師ですら、「免疫学」をきちんと理解していないのではないか、と思うことがあります。なぜでしょうか？　実は、大学医学部の免疫学の講義は、学生から最も嫌われている科目の一つなのです。用語がやたらたくさん出てきて覚えるべきことが多過ぎることから、免疫学は恐ろしく複雑で難解なもの、できれば避けて通りたいという意識が、学生たちに植え付けられてしまうのです。

感染症の専門家や医師の皆さんも、大学時代にそうだったのではないでしょうか。かく言う私も免疫学の単位を落としたので、気持ちはよくわかります。さらに免疫学の進歩は日進月歩で、最新の知識に追い付くことも、そう簡単ではありません。

とはいえ最近の免疫学は、一昔前に比べてかなり論理的ですっきりしてきました。また「私たちの体の中でこんなにすごいことが起きているのか！」と驚くこともたくさんあります。本書では、難しいといわれる免疫について、これから知りたいという人でも楽しく、かつ楽に学べるようにと心掛けました。少々難解なことも避けずに、正面からできるだけわかりやすく解説したつもりです。なるべくわかりやすくするために、専門用語の一部はあえて省略しています。

そもそも免疫とは何か？　もともとは疫病（はやり病）、つまり感染症から免れることを意味しています。感染症とは細菌やウイルスなどの病原体によって起こる病気で、抗生物質とワクチンが現れる前は、人類の生存にとって最も大きな脅威でした。ヨーロッパでは14世紀に、人口の3分の1に当たる2500万人がペストで亡くなったといわれています。1918年から大流行したスペイン風邪による死者は、全世界で5000万人以上とされています。第二次世界大戦での死者は数千万人といわれているので、感染症の恐ろしさは戦争に匹敵するともいえます。

細菌やウイルスは、私たちの周りにうじゃうじゃいて、体の中にも侵入してきます。免疫は、それらの病原体と私たちの体の中でいつも戦っているのです。この力を利用したのがワクチンです。天然痘は感染力が強く死に至る病として紀元前から恐れられていましたが、ワクチン接種が進んで患者の発生がなくなり、1980年に世界保健機関（WHO）が根絶宣言を出しています。

一方で、体を守るための免疫システムに異常が起きたり、過剰に反応したりしてしまうと、さまざまな病気（疾患）に陥ることも明らかにされてきました。花粉症に代表されるアレルギーや関節リウマチ、全身性エリテマトーデスのような自己免疫疾患はもとより、アルツハイマー病のような神経変性疾患、肥満症や糖尿病といった代謝性疾患など、あらゆる病気に免疫が絡んでいることがわかっています。

したがって現在では、免疫の理解は病気の理解に欠かせないものになっています。さらには免疫で働く抗体は、生命科学研究に不可欠な道具として使われていて、また多くの病気の診断・治療にも役立っています。現代の生命科学・医学は、免疫の理解を避けて通れません。

本書では、まず私たちの生活に大きな影響を及ぼした新型コロナウイルス感染症を題材に、免疫応答、つまり免疫は病原体をどのように認識して、どのようにして排除するのか、という免疫の基礎の基礎を解説します。

次に、免疫が病気の原因となる、というのはどういう仕組みなのかを解説します。さらに現在の免疫学の知識がどのように病気の理解につながり治療に使われているのか、「がん」「老化」「脳」に絞って最新の話題を紹介したいと思います。

すでに免疫学の基礎をある程度学んでいる方などは、第4章から読んでいただくのもいいかもしれません。

本書を読んで、多くの方が免疫のことをもっと知りたい、勉強してみたい、また自分の健康にも役立てたい、と思っていただけたら望外の喜びです。

もくじ・免疫「超」入門

第4章 自己を攻撃する免疫
——アレルギーはなぜ起こるのか

第5章　炎症とサイトカイン ——さまざまな病気と免疫

第7章 老化を免疫で止められるか

第8章 脳と免疫の深い関係 201

第1章

人類の宿命・病原体と免疫の戦い

1・1 全世界がウイルスの恐ろしさを実感

世界で猛威を振るった新型コロナウイルス感染症（COVID-19）。WHO（世界保健機関）の2023年8月30日の報告によれば、2019年12月に中国・武漢で初めて報告されてからこれまで、全世界で7億7000万人以上が感染し、695万人以上の死亡が確認されています。この感染症の原因となるのが、SARSコロナウイルス2（SARS-CoV-2）です。以降、新型コロナウイルスとしましょう。

ウイルスは、遺伝情報を担う物質が、タンパク質や脂質でできた殻で包まれたものです。ウイルスは生きた細胞の中でしか増殖できません。体内に入ってきたウイルスは、細胞の中に潜り込んで増殖を始めます。増殖したウイルスは細胞の外に出ていき、別の細胞に潜り込んでまた増殖します。それを繰り返すことでウイルスはどんどん増え、体内に広がっていきます。ウイルスに感染した細胞は、正常な機能を失ったり、死んだりしてしまいます。その結果、さまざまな症状が出てくるのです。

新型コロナウイルス感染症の症状は、軽いものでは、頭痛、発熱、咳、筋肉の痛みなど普通の風邪と変わりません。しかし重症化すると、肺の組織が破壊されて呼吸困難に陥るほか、全身で血栓（血の塊）ができて血管が詰まることによる多臓器不全が引き起こされます。新型コロナウイルス感染症が出現した当初、日本での致死率はおよそ5％でした。治療薬やワクチンの登場、さらにはウイルスの変異もあって、致死率は大幅に低下し、現在0・1％程度になっています。

いったいなぜ新型コロナウイルスに感染すると人は死亡するのか？　また重症化する人と軽症で済む人は何が違うのか？　ワクチンはなぜ効くのか？　こういった疑問に答えるためには「免疫」を知る必要があります。

体の中に侵入してきて病気を引き起こす病原体には、ウイルスのほかにも、細菌、カビの仲間である真菌、寄生虫などがあります。それらが体内に入ってくると、免疫応答が発動します。免疫応答とは、外から病原体などの異物が侵入したときに、生体内で起こる一連の防御反応を指します。ウイルスに対してと、細菌、寄生虫に対してでは、異なった感染防御機構が働きます。まず、ウイルスに対する免疫応答でとても重要な働きをしている「抗体」の話から始めましょう。

1・2　新千円札の顔　北里柴三郎による抗体発見

2020年3月、新型コロナウイルス感染症が猛威を振るい始めたころ、俳優のトム・ハンクスさんが滞在先のオーストラリアで感染したことを公表しました。彼は回復しアメリカに戻った後、自分の血清（血液を分離したときにできる上澄みの黄色い液体成分。血漿とほぼ同じ）を研究機関に提供しました。回復した患者の血清中には、ウイルスに結合してウイルスが細胞に潜り込むのを阻害する「抗体」が含まれています。ハンクスさんは、ほかの患者の治療や研究に使って欲しいと、血清を提供したのです。回復した人の血清を投与して治療する方法は「血清療法」と呼ばれています。

ここで抗体の歴史を少し振り返ってみましょう。抗体の発見には、ある日本人が大きな役割を果たしています。２０２４年に発行される新千円札の肖像画になる北里柴三郎博士です（図１-１）。

北里博士は１８５３年に熊本県阿蘇郡に生まれ、１８７４年に東京医学校（現・東京大学医学部）入学、１８８３年に卒業しています。その後１８８６年に、近代細菌学の開祖とも呼ばれるドイツのロベルト・コッホ博士のもとに留学し、破傷風の原因となる破傷風菌の純粋培養（１種類の細菌だけを分離して培養すること）に成功するなど、細菌学者として頭角を現しました。そして１８９０年に世界で初めて血清療法を確立したのでした。

破傷風菌は酸素があると増えることができない嫌気性のため、普段は地中などにいて、めったに悪さをしません。しかし、農作業中などにけがをして破傷風菌が傷口から入り込むことがあり

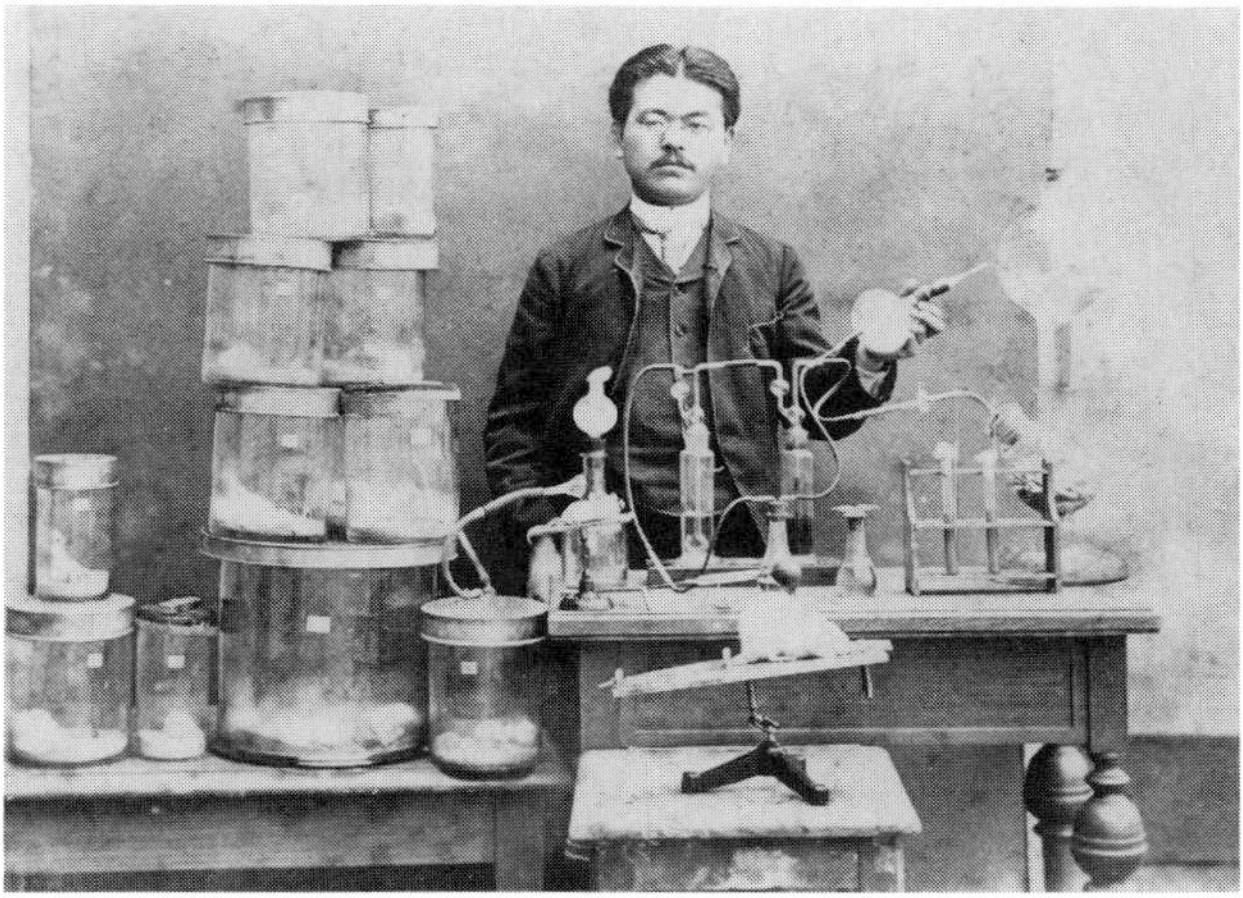

図 1-1　**北里柴三郎**
破傷風の血清療法確立を記念して撮影された写真
（画像提供：学校法人北里研究所 北里柴三郎記念室所蔵）

ます。破傷風菌に感染すると、けいれんや呼吸困難を生じ、致死率は50％に達するとされる非常に毒性の高い細菌です。

北里博士は破傷風菌の研究から、細菌そのものが人を死に至らせるのではなく、細菌がつくる毒素が人を死に至らせることに気が付きました。そこで、毒素を含んでいる破傷風菌の培養液を少しずつ実験動物に注射していく、という実験を行いました。そして、その実験動物は致死量の毒素を与えても死なないことを見いだしました。さらに、そのようにして毒素を投与しても死ななくなった動物の血清を破傷風菌に感染した別の動物に投与すると、その動物は死なずに回復したのでした。これは極めて重要な発見です。人に対しても同様で、血清の投与によって破傷風菌に感染した患者を救うことができました。血清療法の確立です。

北里博士は、毒素を投与しても死ななくなった動物の血清中に毒素を無毒化する物質があると考え、これを「抗毒素」と名付けました。それが、今でいう「抗体」です。

北里博士の研究は、抗体を世界で初めて発見し、同時に破傷風という致死性の高い病気の治療法を確立したのですから、ノーベル賞に値する業績といえます。ところが1901年の第1回ノーベル生理学・医学賞は、なんと北里博士の同僚のエミール・ベーリング博士に贈られました。ベーリング博士は、当時ヨーロッパで猛威を振るっていたジフテリア菌による感染症に対して血清療法を確立しました。しかし、それは北里博士が指導したもので、1890年に発表した血清療法についての最初の論文も北里博士とベーリング博士の連名になっています。なぜ北里博士ではなく、ベーリング博士がノーベル賞を受賞したのでしょうか。当時のヨーロッパでは破傷風よりもジフテリアの方が脅威であったこと、第1回のノーベル賞は一つの部門に1人しか受賞できなかった（現在は3人まで）ことなどが理由として挙げられますが、東洋への偏見があったのではないかともいわれています。

1・3 血清療法の再来と抗体カクテル療法の登場

その後、血清療法は、多くの細菌感染症や、毒を持つ生物による刺し傷やかみ傷の治療に使われました。しかし最近では、破傷風やヘビ毒、クラゲ毒など、限られた対象にしか使われていませんでした。それが、トム・ハンクスさんの例を紹介したように、新型コロナウイルス感染症で再び脚光を浴びました。新型コロナウイルスに感染し回復した人の血清を重篤な患者に投与して治療するということで、まさに血清療法の再来です。しかし、新型コロナウイルスに感染した人の血清中の抗体の量や種類はまちまちで、必ずしも高い治療効果が証明されませんでした。

ところが、血清療法は「抗体カクテル療法」として蘇りました。感染者の血清中には、新型コロナウイルスに対する多種多様な抗体が存在します。抗体はウイルスに結合して、ウイルスが細胞に潜り込めないように妨害します。ウイルスの感染力をなくすことを「中和」といい、その能力（中和活性）は抗体によってまちまちです。そこで、高いウイルス中和活性を持つ抗体を2～3種類選び出し、それぞれ均一の抗体（モノクローナル抗体あるいは単クローン抗体と呼びます）を人工的に大量に産生し、それを混ぜて重篤な患者に投与するというのが、抗体カクテル療法です。名前にカクテルとあるのは、複数の抗体を混ぜて使うからです。

複数の抗体を混ぜて使うことで、ウイルスが変異を起こしても、抗体のどれかは結合できて効果があると期待されます。ドナルド・トランプ前アメリカ大統領が感染したときにこの抗体カクテル療法を受けた、と報道されています。しかし2022年に感染が拡大したオミクロン株は変異が多すぎて、抗体カクテル療法で使っていた抗体はウイルスに結合できなくなりました。また感染の初期でしか効果がないことや高価なことから、抗体カクテル療法は、オミクロン株に対してはあまり使われていません。

1・4 免疫のカギとなる「抗体」とは

抗体は、免疫を担っている細胞（免疫細胞）の一種であるB細胞によってつくられます。抗体が結合する相手のことを「抗原」と呼びます。ウイルスや細菌など病原体そのものだけでなく、抗体が結合する相手の物質の総称です。図1－2に示したように、抗体はY字の形をしていて、Y字の2つの先端がそれぞれ抗原にくっつく抗原結合部です。Y字の2本の枝の部分はFab領域と呼ばれ、Fはfragment（断片）、abはantigen binding（抗原に結合する）の略です。また、Y字は重鎖と軽鎖と呼ばれるパーツで構成されています。内側の長い2本が重鎖（図1－2の実線部分）、

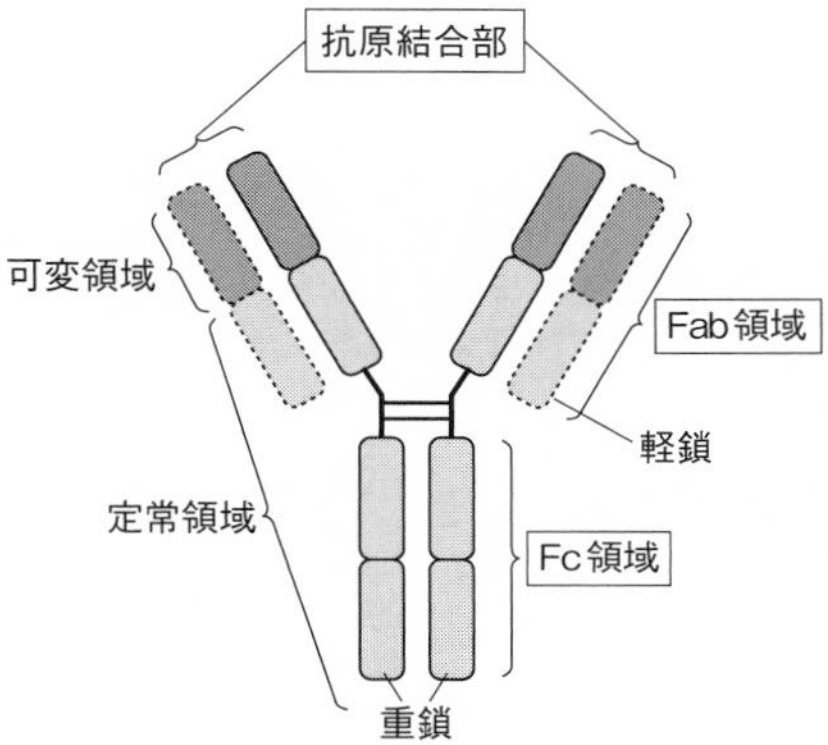

図 1-2　**抗体の構造**

外側の短い２本が軽鎖（図１‐２の破線部分）です。

抗体は、抗原と出会う前にはＢ細胞の外に分泌されていません。Ｂ細胞の細胞膜に刺さっていて、この状態をＢ細胞抗原受容体（B cell receptor：ＢＣＲ）と呼びます（図１‐３）。Ｂ細胞の細胞膜に刺さっているＢＣＲと、細胞の外に分泌された抗体では、抗原結合部は同じですが、Ｙ字の幹の部分、Fc領域が少し違います。Fc領域のｃは、crystallizable（結晶化できる）の略で、Ｆab領域のように機能を示したものではありません。

Ｂ細胞は、抗原に出会うと増殖します。しかし、すべてのＢ細胞が増殖するのではなく、その抗原に特異的に結合するＢＣＲを持ったＢ細胞だけが増えます。これをクローン増殖と呼びます。増殖したＢ細胞はやがて遺伝子の発現様式が変化してプラズマ

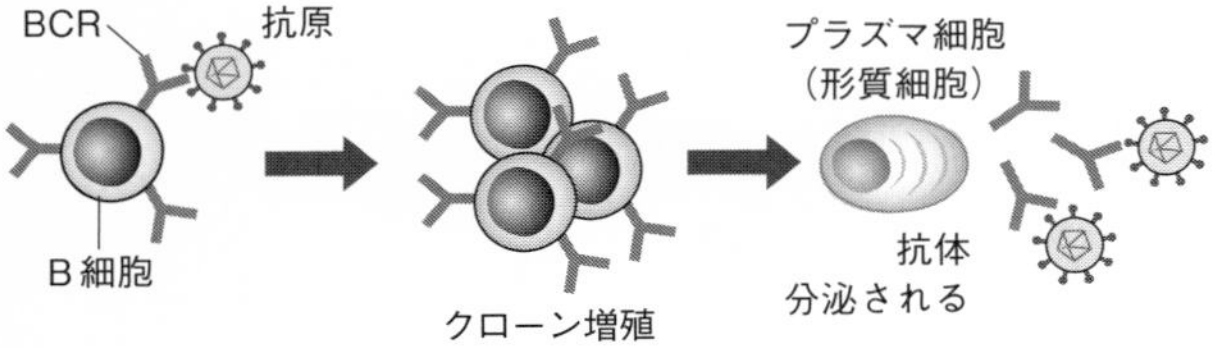

図 1-3　**B細胞抗原受容体（BCR）とプラズマ細胞による抗体の分泌**

細胞（形質細胞）になり、細胞膜に刺さった状態のBCRではなく、細胞の外に分泌される抗体がつくられるようになります（図1－3）。

分泌された抗体は、ウイルスに直接結合して、ウイルスが細胞に潜り込めないようにします。また、すでにウイルスが感染している細胞の表面には、ウイルスのタンパク質が現れています。抗体は、それらにも結合します。すると、抗原に結合した抗体のY字の幹の部分を、免疫細胞であるマクロファージやナチュラルキラー細胞（NK細胞）がそれぞれの受容体を介して認識し、感染細胞を攻撃します。このあたりの詳しいことは、また別に解説します（図2－4、2－5参照）。

1･5　医薬品にも使われる「モノクローナル抗体」

1個のB細胞は1種類の抗体しかつくりません。特定のB細胞が増殖してできた遺伝的に同じクローン細胞からつくられた均一の抗体を「モノクローナル抗体」と呼びます。抗体カクテル療法の説明で出てきました。実は新型コロナウイルス感染症の治療法として抗体カクテル療法が登場する以前から、モノクローナル抗体は医薬品として使われていました。

以前は、特定の抗体をつくるB細胞とがん細胞を融合させて無限に増殖できるようにして、その細胞を培養して増やすことで、モノクローナル抗体をたくさん得ていました。この手法を発明したのがジョルジュ・ケーラー博士とセーサル・ミルスタイン博士で、１９８４年にノーベル生理学・医学賞を受賞しています。

現在では、生きたB細胞を使わずに、抗体の遺伝子だけを別の細胞に導入してモノクローナル抗体を大量につくらせる方法が用いられています。さらに、抗原への結合力を人工的に上げる方法が導入されています。この方法を開発したジョージ・スミス博士とグレゴリー・ウィンター博士は、２０１８年にノーベル化学賞を受賞しています。モノクローナル抗体の作製技術には人類の英知が詰まっているのです。

モノクローナル抗体を使った医薬品は「抗体医薬」と呼ばれ、現在の医薬品の主力の一つとなっています。抗体医薬は、化学的に合成したものではなく、生物がつくるものであることから、生物製剤とも呼ばれます。

抗体医薬として多く使われているのは、サイトカインに結合してその働きを阻害するモノクローナル抗体です。サイトカインは免疫細胞から分泌されるタンパク質の総称で、多様な細胞にさまざまな作用を及ぼします。特に炎症に関係したものが多くあります。サイトカインに対するモノクローナル抗体は、関節リウマチやアトピー性皮膚炎などの治療に使われています。第5章で詳しく述べます。

2018年にノーベル生理学・医学賞を受賞した本庶佑《ほんじょたすく》博士が開発し、新しいタイプのがん治療薬として注目されているニボルマブ（商品名オプジーボ）は、PD-1という分子に対するモノクローナル抗体です。片頭痛薬のガルカネズマブやアルツハイマー病薬のレカネマブなど、脳の病気の治療にもモノクローナル抗体が使われつつあります。これらについても後に詳しく説明します（第6章、第8章）。

薬の名前には、商品名のほかに、有効成分名を示す一般名があります。一般名の最後に「マブ」と付いていたら、それはモノクローナル抗体です。モノクローナル抗体は英語でmonoclonal antibodyといい、その略称がmAb（マブ）なのです。

がん細胞や自己免疫疾患を起こす異常な細胞を取り除くために使われるモノクローナル抗体もあります。リツキシマブは、B細胞の表面に特異的にあるCD20と呼ばれるタンパク質に対する抗体で、CD20を発現しているB細胞を殺すことができます。B細胞ががん化してしまったB細胞リンパ腫の治療薬として使われています。リツキシマブは、がん化したB細胞だけでなく正常なB細胞も殺すので、抗体がつくられなくなります。そのため、抗体が悪さをする病気、自己免疫疾患の治療にも使われています。

２００１年、神戸大学病院小児科の野津寛大《かんだい》医師は、難治性ネフローゼ症候群という腎臓病とB細胞リンパ腫を併発して命の危機に瀕していた12歳の少年「ゆうちゃん」を担当していました。野津医師らは、わらにもすがる思いで、当時日本では未承認だったリツキシマブをB細胞リンパ腫の治療のために使用したところ、がん細胞が無くなり、少年は一命を取り留めました。さらに驚いたことに、ネフローゼも快癒していたのでした。この経験から野津医師らは臨床研究を行ってリツキシマブの小児難治性ネフローゼ症候群に対する有効性・安全性を示し、治療薬として使われるようになりました。つまり、このネフローゼは抗体によって起きる病気だったのです（第4章及び図４－１参照）。九死に一生を得た少年は医師を志し、医学部に進学。そして、神戸大学病院小児科に医師として戻ってきました。彼は「帰ってきたゆうちゃん」と呼ばれ、患者の治療に当たっています。

1・6 免疫を強化する「抗体の多様性」

遺伝子の再構成

繰り返しになりますが、1個のB細胞は1種類の抗体しかつくりません。しかし理論的には、ほぼすべての抗原に対応できる抗体が存在します。どうしてそんな不思議なことが起きるのでしょうか？　その仕組みを解明したのが利根川進博士で、1987年にノーベル生理学・医学賞を受賞しています。

利根川博士は、抗体遺伝子は切り貼りのような遺伝子の再構成によってできることを解明しました。少し専門的になりますが、イメージをつかんでもらうために図1-4を示しました。前述のように抗体はY字形をしていて、重鎖と軽鎖と呼ばれるパーツで構成されています。内側の長い2本が重鎖、外側の短い2本が軽鎖です。そして、Y字の2つの先端、つまり重鎖と軽鎖の先端が、抗原にくっつく抗原結合部です。

重鎖の抗原結合部をつくる遺伝子にはV、D、Jという3つの領域があり、それぞれの領域には塩基配列が少しずつ異なる遺伝子断片が複数個並んでいます。そして重鎖の抗原結合部がつく

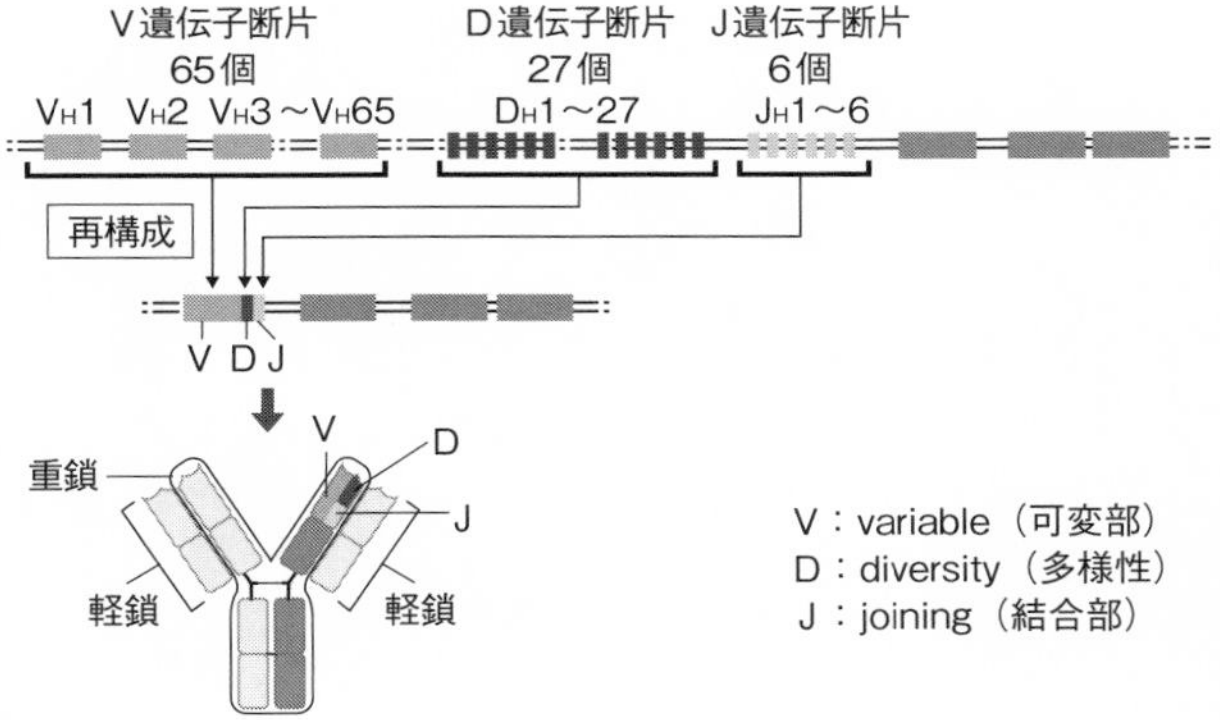

図 1-4　**遺伝子の再構成（VDJ 組み換え）**

られる過程で、Ｖ領域とＤ領域とＪ領域からそれぞれ１個ずつの遺伝子断片が選ばれて組み合わされるのです。このように各領域から１個ずつ遺伝子断片を選んで遺伝子をつくることを「遺伝子の再構成」あるいは「ＶＤＪ組み換え」といいます。例えば、抗体の重鎖の遺伝子部分には65個のＶ、27個のＤ、6個のＪがあります。その組み合わせは、65×27×6＝１万５３０通りにもなります。

また、ＶとＤ、ＤとＪの結合部にいくつかの塩基が付加されることがあり、これが多様性をさらに増やすことにつながります。同様のことが軽鎖の抗原結合部でも起きるので、抗体の多様性は１０００億以上になると見積もられています。

クラススイッチによる抗体多様性の獲得

遺伝子の再構成が起きる抗原結合部は「可変領

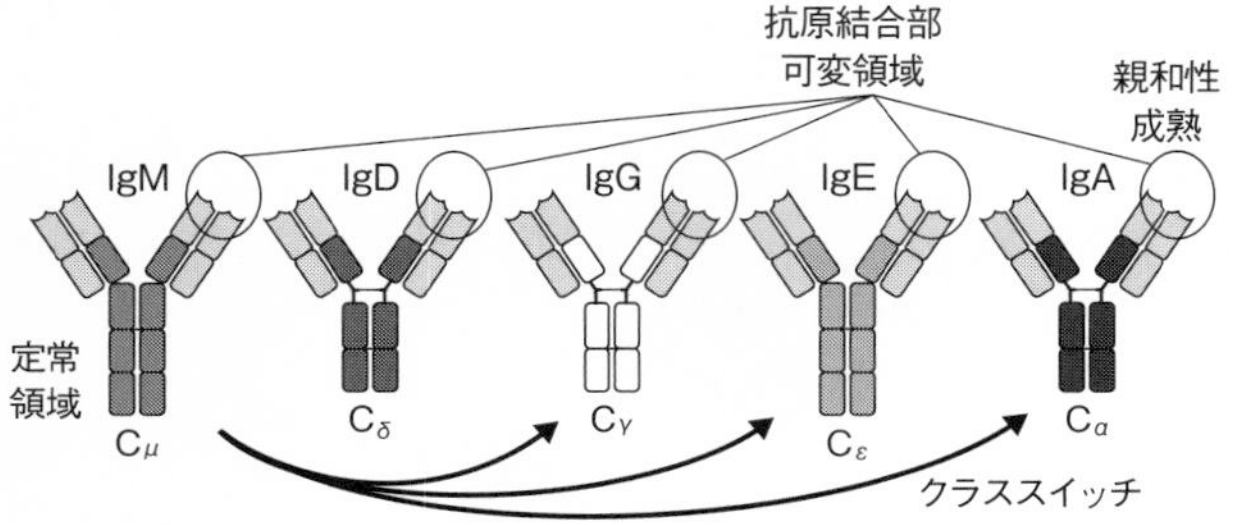

図 1-5　**抗体のクラススイッチと親和性成熟**

域」、抗体の幹の部分は「定常領域」と呼ばれます。重鎖の定常領域には種類があり（$C\mu$・$C\delta$・$C\gamma$・$C\varepsilon$・$C\alpha$。Ｃは定常領域を意味するconstant regionの略）、その種類によって抗体はＩｇＭ、ＩｇＤ、ＩｇＧ、ＩｇＥ、ＩｇＡという５つに分類されています（図１-５）。抗体は免疫グロブリン（immunoglobulin）と呼ばれていて、Ｉｇはその略称です。重鎖の定常領域の種類は「クラス」と呼ばれ、クラスは入れ替わります。その現象を「クラススイッチ」と呼び、抗体の性質を決める重要な役割を果たしています。

　最初につくられる抗体は、ＩｇＭとＩｇＤです。ＩｇＭからＩｇＧ、ＩｇＥ、ＩｇＡにクラススイッチします。さらに、重鎖の定常領域の種類は小さな違いによってサブクラスに分けられていて、例えばＩｇＧにも４つのサブクラスがあるため、スイッチする種類はとても多いのです。ＩｇＤは、機能がよくわかっておらず、またクラススイッチを起こしません。

ウイルス感染を防御するのは、主にＩｇＧとＩｇＡです。ＩｇＧは、ウイルスに対して高い中和活性を持ちます。前述したように抗体は、感染細胞の表面に現れているウイルスのタンパク質にも結合します。すると、マクロファージやＮＫ細胞が受容体を介して抗体の定常領域のFc領域を認識して、ウイルスが感染した細胞を攻撃します。ＩｇＧのFc領域は、ほかのクラスのFc領域より、マクロファージやＮＫ細胞の受容体によって認識されやすくなっているのです。ＩｇＡは唾液や粘液中に分泌され、ウイルスが体に侵入する前の排除を担っています。ＩｇＥについては第４章で説明します。

抗原結合部がつくられるときに遺伝子の再構成が起きますが、さらに抗原に出会った後に、突然変異によって遺伝子の塩基配列が変化します。そうしてつくられる抗原結合部は、抗原に対する親和性が高まり、より強く結合して中和活性が上がります。これを「親和性成熟」といいます。通常、ＩｇＭよりＩｇＧの方が抗原に対する親和性が高く、強く結合できます。一般的には、抗原との結合が強いほど、中和活性が高くなります。クラススイッチや親和性成熟の仕組みを解明したのが、抗体医薬のところで登場した本庶博士です。

ところで、遺伝子再構成でランダムにさまざまな抗体ができるのなら、自分自身の分子に反応してしまう抗体（自己抗体）はできないのでしょうか？　これには自分自身の分子に反応するＢＣＲを持つＢ細胞は早期に排除される仕組みがあり、「負の選択」と呼ばれています。Ｔ細胞でも同様の現象があります。自己に反応しない重要な仕組みなのですが、やや専門的なことになるので、「負の選択」については専門書に委ねることにします。

抗体がどういうものか、イメージできたでしょうか。病原体などの感染に対して抗体はとても重要な働きをしています。ただし私たちの体には、抗体のほかにも感染に対するさまざまな防御手段が備わっています。第2章では、それぞれの仕組みについて解説します。

第2章

ヒトに備わった、5つの感染防御機構

2・1　5つの感染防御機構

私たちの体には、感染に対するさまざまな防御機構が備わっています。病原体が体内に入るとそのシステムが働き始めるのですが、時期の早いものから、①バリア障壁、②インターフェロン、③自然免疫、④獲得免疫、⑤免疫記憶です（図2－1）。

風邪をひいたとき、寝込むほど重い症状の場合もあれば、ごく軽い症状のこともあり、人によってさまざまです。また同じ人でも、状況によって症状が異なることがあります。それは、感染に対する防御機構が何重にも張り巡らされており、数百、数千の遺伝子が関与しているからです。人によって、体調によって、もちろん病原体によって、防御機構に関わる遺伝子の発現のレベルや機能性が異なるのです。

防御機構それぞれについて一般的な仕組みを見ていきましょう。

病原体の侵入を阻止するバリア障壁

一つ目のバリア障壁は、いわば水際対策で、粘膜の上皮細胞や皮膚の角化細胞がしっかりシールされ、病原体を侵入させないようにします。さらに粘膜組織は、粘液を分泌することによって

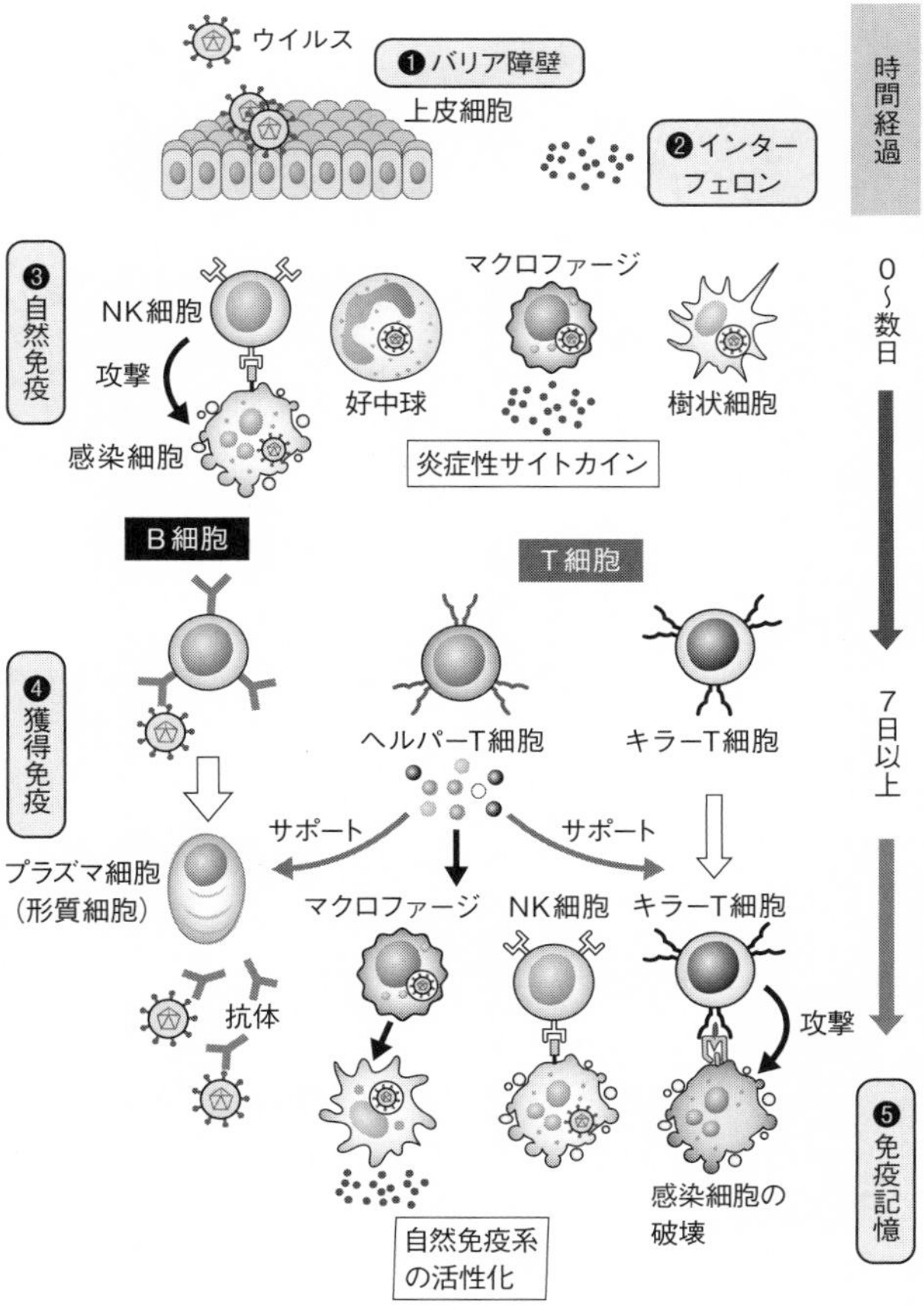

図 2-1　**感染に対する防御機構**

病原体を洗い流します。たんや唾液、涙も、病原体を洗い流す働きがあります。くしゃみや咳も、肺に入りそうな病原体を吐き出すバリア障壁といえます。

バリア障壁の一部は、主に免疫細胞が出す「サイトカイン」というタンパク質によって制御されています。サイトは「細胞」、カインは「作用する物質」を意味します。サイトカインは細胞間情報伝達分子の総称で、たくさんの種類があります。第4章以降でも解説します。

例えば、インターロイキン22（ＩＬ－22）というサイトカインは、細胞間のシールを強化し、細胞から抗菌作用のある分子を分泌させます。ＩＬ－13は、粘液をたくさんつくらせます。インターは「間」、ロイキンは「白血球由来」を意味します。

１９６０年代に、「ある免疫細胞が産生する、ある生理活性物質を単離することに成功した」とする猛烈な数の報告がありました（単離とは、さまざまな物質が混ざり合った中から特定の物質だけを分離すること）。そして発見者がそれぞれに、生理機能をもとに名前を付けたため混乱が生じました。例えばＩＬ－６の場合、Ｂ細胞分化因子、Ｂ細胞増殖因子、インターフェロンβ2、肝細胞刺激因子……と多くの名前が付けられ、後にすべて同じものであることがわかりました。

それだけインターロイキンは多様な生理機能を持つということですが、同じ物質がいろいろな名前で呼ばれていると混乱します。そのため１９７９年に開催された国際会議で、発見された順に数字を振っていき「インターロイキン－X」（Xは数字）とする、と整理されました。現在40くらいまであります。

サイトカインには、インターロイキンのほか、インターフェロン（IFN）や、赤血球をつくるエリスロポエチン（EPO）、成長ホルモン、細胞を呼び集めるケモカインなど、さまざまなものが含まれます。

インターフェロンがウイルスに負けない細胞をつくる

バリア障壁でいくら侵入を阻止しても、ウイルスが気道や肺の上皮細胞にくっついて細胞内に潜り込んでしまうことがあります。このとき最初に働く防御の武器が、サイトカインの一種であるインターフェロンです。

細胞は、ウイルスが細胞内に潜り込んだことを感知すると、インターフェロンをつくって細胞の外に放出します。「ウイルスがすぐ近くまで来ているぞ」と、周りの細胞に警告を発するわけです。インターフェロンは、まだ感染していない細胞に作用して、細胞を「ウイルス抵抗状態」にします。

ここで、ウイルスについてもう少し詳しく説明しましょう。ウイルスは、遺伝情報を担う物質（核酸）がタンパク質でできた殻で包まれたものです（図２－２）。核酸とタンパク質の殻を合わ

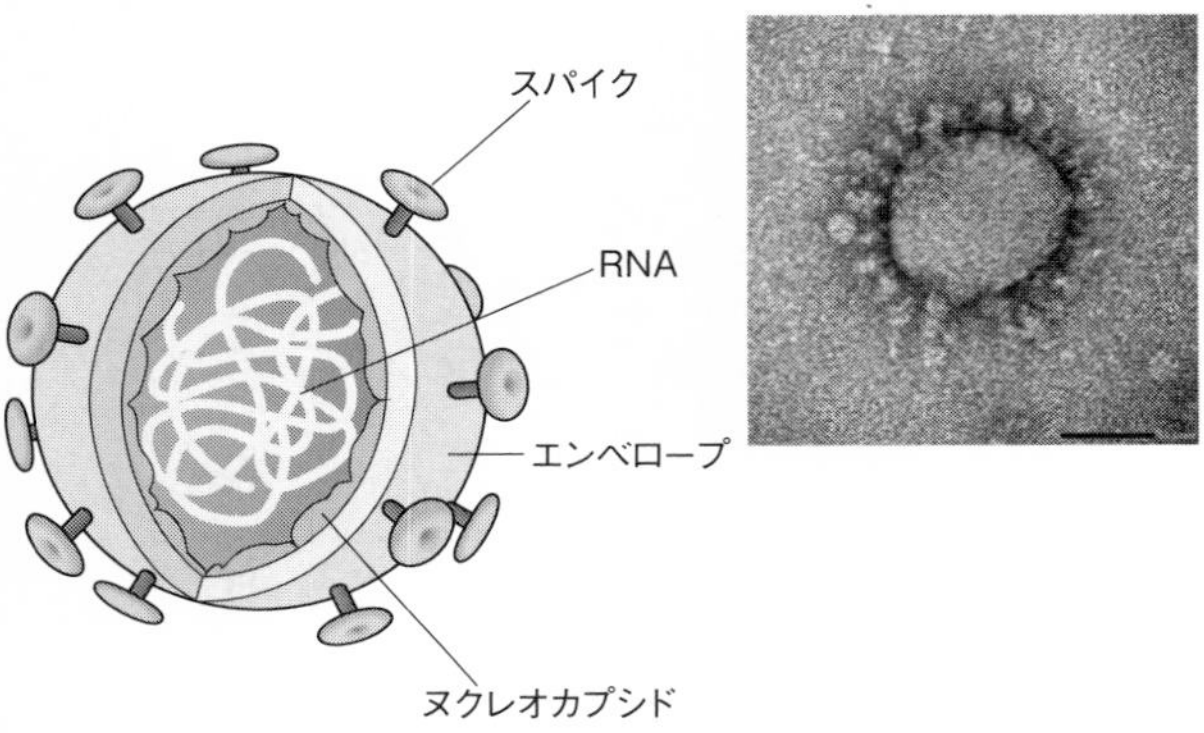

図 2-2　新型コロナウイルスの電子顕微鏡画像と構造
（右：アメリカ国立アレルギー・感染症研究所［NIAID］提供、左：東京都健康安全研究センターの資料をもとに作成）

せた構造をヌクレオカプシドと呼びます。外側がエンベロープという脂質の膜で覆われているウイルスもあり、新型コロナウイルスはエンベロープを持ちます。遺伝情報物質がＲＮＡのものと、ＤＮＡのものとがあります。新型コロナウイルスはＲＮＡ型です。私たちヒトを含めてほとんどの生物の遺伝情報はＤＮＡ上に書き込まれており、ＤＮＡが複製することで子孫に遺伝情報を伝えます。また、ＤＮＡを鋳型にしてＲＮＡがつくられ（転写）、ＲＮＡの情報をもとにタンパク質がつくられる（翻訳）ことで、生命現象が具現化されます。通常の細胞では、ＲＮＡ自身が複製することはありません。ところがウイルスの中には新型コロナウイルスのように、ＲＮＡを鋳型にしてＲＮＡを複製するタイプがあります。

新型コロナウイルスは、コロナウイルスの一種です。コロナウイルスには、風邪の原因になる4種類の感冒コロナウイルス（HCoV-OC43・HCoV-229E・HCoV-NL63・HCoV-HKU1）、2002年から2003年に感染が拡大した重症急性呼吸器症候群コロナウイルス（SARS-CoV）、2012年に最初の感染が報告された中東呼吸器症候群コロナウイルス（MERS-CoV）があります。新型コロナウイルスと呼ばれるのは、文字通り、新しいコロナウイルスだからです。正式にはSARSコロナウイルス2（SARS-CoV-2）です。

コロナウイルスの場合、細胞内に侵入すると、ウイルスのRNAの複製が始まります。また、RNAの情報をもとにウイルスを構成するタンパク質がつくられます。複製されたRNAとつくられたタンパク質が一緒になり、新しいウイルスが次々と組み立てられていきます。そうして増殖したウイルスは、細胞の外に放出され、別の細胞に侵入していきます。

話をインターフェロンに戻します。ウイルス感染細胞から放出されたインターフェロンによって、周りの細胞の中では、RNAを分解する酵素や、ウイルスを構成するタンパク質の合成を抑制する因子などが誘導されます。このようなウイルス抵抗状態になった細胞に潜り込んでもウイルスは増えることができず、感染が拡大しません。

図2-3は、培養容器に細胞を入れ、インフルエンザウイルスを接種して3日ほど放置し、染色した結果です。生きている細胞は染色され、死んだ細胞は染色されないため白く抜けます。最

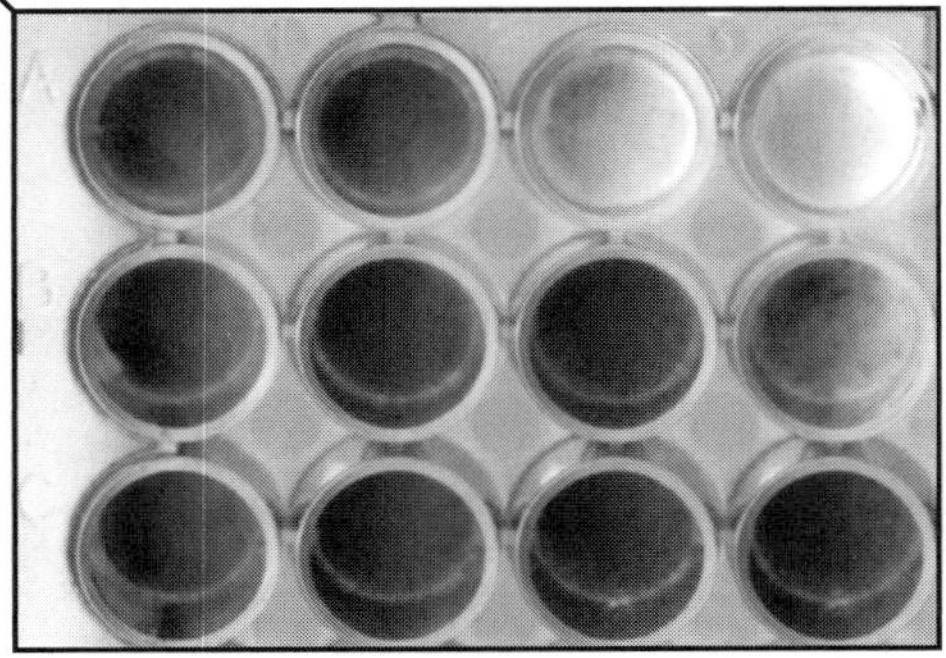

図 2-3　**インターフェロンによるウイルス増殖の抑制効果**

上段を見ると、接種したウイルス量が多くなる（右）ほど、白く抜けていることがわかります。ウイルスが増殖し、多くの細胞が死んでしまったのです。中段と最下段はインターフェロンを培養液に添加したもので、どれも色が付いています。ウイルスの増殖が抑えられて、細胞は生き残ったのです。最右列を見ると、加えるインターフェロンの量が多いほどウイルスの増殖を抑制する効果が大きいことがわかります。

実際にインターフェロンは、新型コロナウイルスに感染した場合に重症になるか軽症で済むかに関わる重要な因子であることが、4万人以上のデータを用いた大規模な遺伝子解析から明らかにされています。これは重症になった人と軽症だった人の遺伝子を比較して違いを探すというもので、インターフェロンに関連する複数の遺伝子に違いがあることがわかったのです。

重症化と相関がある遺伝子は、ほかにもいくつか発見されています。有名なのは、ＡＢＯ血液型を決める遺伝子です。Ｏ型の人はほかの血液型の人より重症化しにくいことがわかりました。

また、重症化した人ではインターフェロンに対する抗体ができる例が多いことが報告されています。自分自身の分子に対する抗体の場合、「自己抗体」と呼びます。インターフェロンに対する自己抗体ができると、インターフェロンの作用が阻害され、重症化するリスクが高くなるのです。こうしたことから、インターフェロンは感染初期における防御として重要な働きをしていることがわかります。

ところでインターフェロンは、日本人と馴染みが深いサイトカインです。物質としては、１９５０年代に長野泰一《やすいち》博士、小島保彦博士によって世界で初めて発見され、「ウイルス抑制因子」と命名されました。遅れて発見したイギリスの研究者が「インターフェロン」と名付け、残念ながら、そちらの名前が世界的に広まり定着してしまいました。

インターフェロンの遺伝子を世界に先駆けて単離したのも、谷口維紹《ただつぐ》博士、長田《ながた》重一《しげかず》博士でした。彼らの成果をもとに、遺伝子組み換えインターフェロンが実現しました。このインターフェロンは、Ｃ型慢性肝炎の治療薬として使われていました。ただ現在は、良い飲み薬ができたので、あまり使われていません。

さらに、細胞がウイルスの侵入を感知してインターフェロンをつくらせるウイルスセンサーとして働くＲＩＧ－Ｉというタンパク質を世界に先駆けて発見したのも日本人で、藤田尚志《たかし》博士です。

インターフェロンは、まだ感染していない細胞をウイルス抵抗状態にして防御する一方で、免疫系の多くの細胞に作用して、さまざまな病気にも関係します。例えば全身性エリテマトーデスのような自己免疫疾患では、インターフェロンが慢性的に作用し続けることで悪化することが知られており、インターフェロンの作用を阻害するモノクローナル抗体が治療に使われています。自己免疫疾患については第４章で詳しく述べます。

ＮＫ細胞が感染細胞を見つけて素早く殺す

ウイルスの増殖が早く、大量のウイルスがつくられてしまうと、インターフェロンによる防御では追い付きません。免疫細胞の本格的な出番です。

多くの読者は、抗体がウイルスの感染防御の中心と思うかもしれません。しかし、これまで経験したことのない新しいウイルスに初めて感染した場合、この段階ではまだ抗体はできていません。ごく初期の段階では、感染してしまった細胞は、ナチュラルキラー細胞（ＮＫ細胞）という殺し屋が見つけて殺傷します。抗体はウイルスそのものを不活化できるのですが、まだ抗体がないこの段階では、ＮＫ細胞が「感染した細胞ごと殺してしまえ」というわけです。ウイルス産生工場となっている感染細胞を破壊してしまえば、ウイルスの増殖を阻止できます。

ではＮＫ細胞は、どのようにしてウイルスに感染した細胞と、感染していない正常な細胞を見分けるのでしょうか。それには目印が必要です。目印となるのが、クラスⅠのＭＨＣ（major histocompatibility complex：主要組織適合遺伝子複合体）と呼ばれるタンパク質です。

クラスⅠ ＭＨＣは、通常ほとんどの細胞で表面に発現しています。ＮＫ細胞は、クラスⅠ ＭＨＣが発現している細胞を攻撃しません。ＮＫ細胞には、クラスⅠ ＭＨＣを認識する受容体があります。その受容体は抑制性で、クラスⅠ ＭＨＣを認識すると、ＮＫ細胞をおとなしくさせるブレーキのシグナルを発生するのです（図２－４上右）。

一方ウイルスが感染した細胞は、ウイルスの構成タンパク質をたくさんつくっているために、クラスⅠ ＭＨＣの産生が低下します。その結果、細胞表面のクラスⅠ ＭＨＣの発現が低下します。すると、受容体を介したブレーキシグナルが発生せず、ＮＫ細胞はウイルスに感染した細胞を攻撃して殺します（図２－４上左）。また、ウイルスが侵入したときに細胞から放出されるインターフェロンも、ＮＫ細胞の活性化に一役買っています。一部のウイルスの場合、ウイルスに感染した細胞がつくるある種のタンパク質が、ＮＫ細胞を活性化する受容体を刺激することもあります。

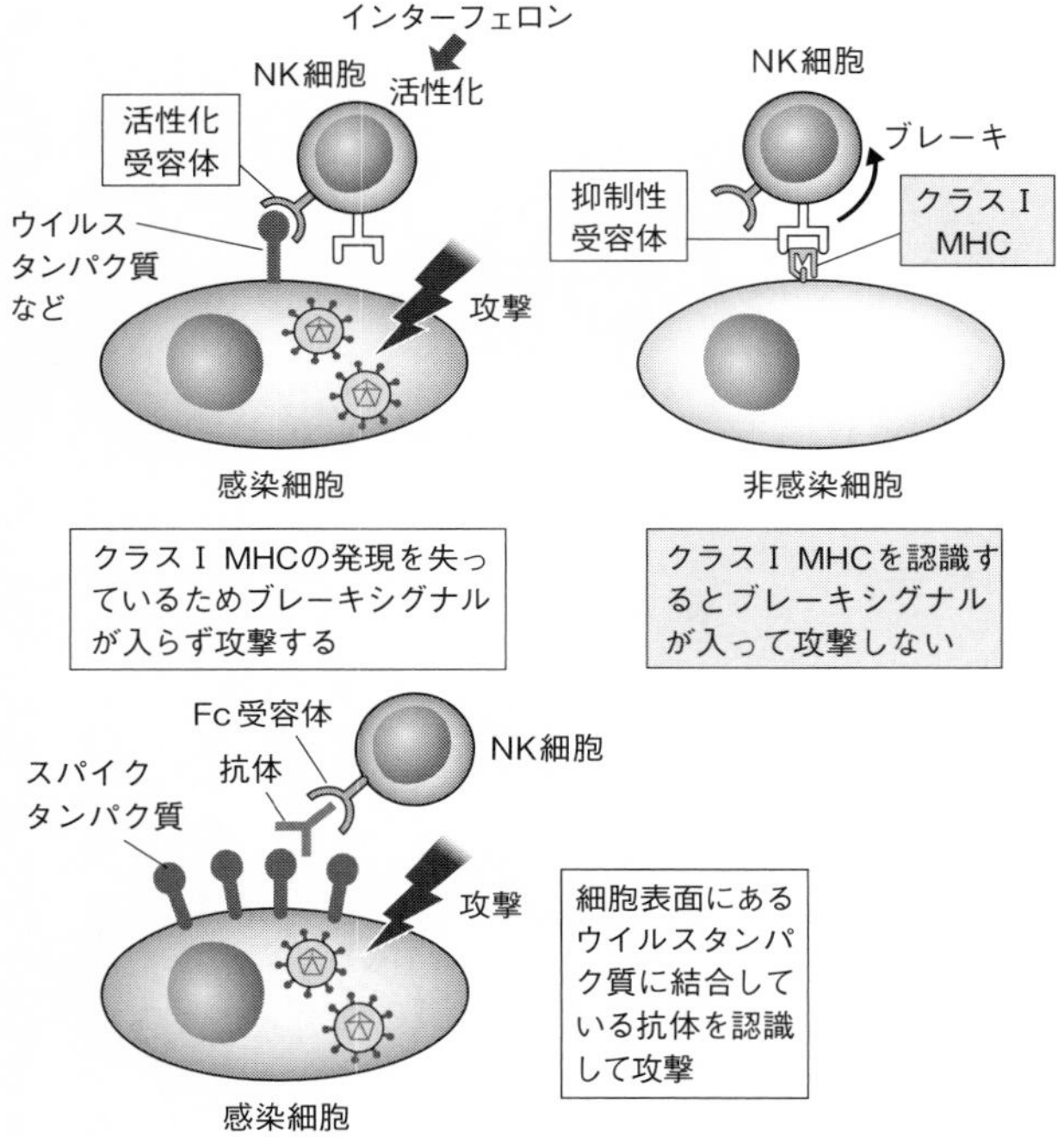

図 2-4　**NK細胞による感染細胞の識別と攻撃**

つまりNK細胞は、クラスⅠ MHCを発現している細胞は自己と認識して攻撃せず、クラスⅠ MHCを発現していない細胞は非自己と認識して攻撃するのです。この自己と非自己の認識の仕組みは、「失われた自己（missing-self）仮説」と呼ばれています。がん細胞もクラスⅠ MHCの発現が低下します。NK細胞は、同じ仕組みを使ってがん細胞を識別して攻撃します。

さらに2度目の感染やワクチンを接種したことでウイルスに対する抗体が存在すれば、ＮＫ細胞は抗体を介して感染細胞を認識して攻撃することもできます。これを「抗体依存性細胞傷害反応」といいます。

ウイルスが感染する際に細胞に吸着するために使われるのが「スパイク」と呼ばれるタンパク質です。スパイクはウイルスの表面にありますが（図２－２）、感染した細胞の表面にも発現しています。スパイクに対する抗体があれば、ウイルスのスパイクに結合してウイルスを中和するだけでなく、感染細胞表面にあるスパイクにも結合します。ＮＫ細胞には、抗体のＹ字の幹の部分、Fc領域を認識する受容体（Fc受容体）があります。ＮＫ細胞のFc受容体が感染細胞表面のスパイクに結合した抗体を認識することで、効率よく感染細胞を見つけて攻撃できるのです（図２－４下）。

食細胞が食べて消化する

ウイルス感染細胞を殺しただけでそのまま放置しておくと、感染細胞の内部にある完成していたウイルスはまき散らされることになります。そこで、死んだ感染細胞や死にかけた感染細胞を素早く食べて消化するのが、好中球とマクロファージです。細胞が病原体や不必要なものを取り込んで消化することを貪食といい、その働きを持つ好中球やマクロファージは食細胞と呼ばれま

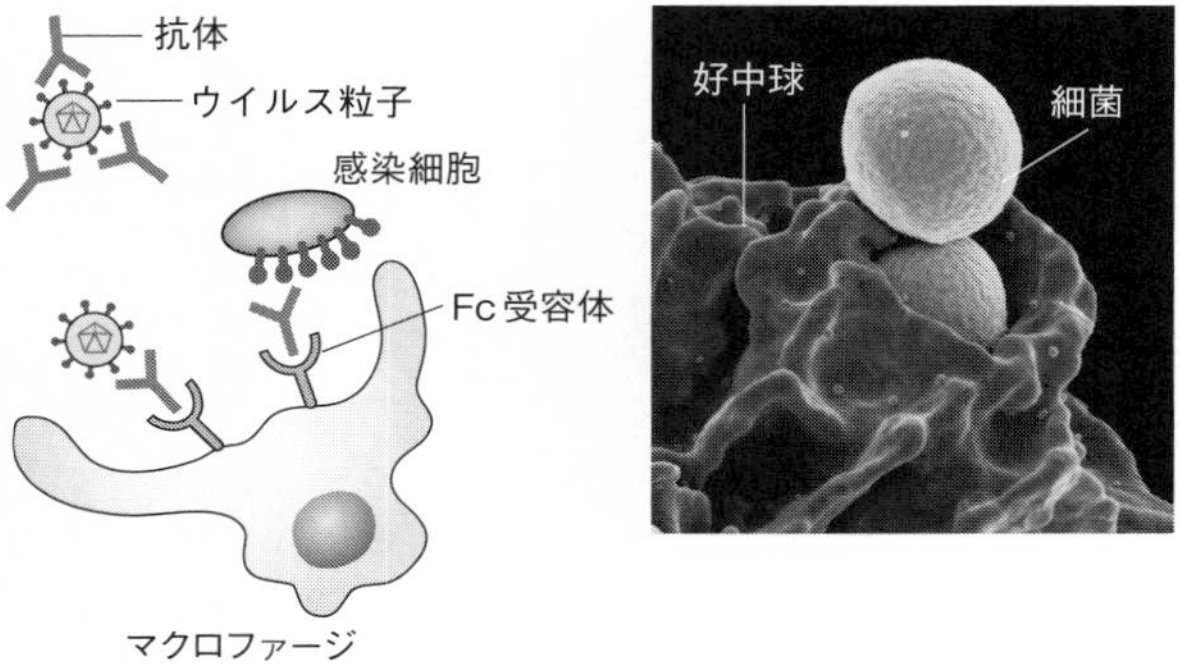

図 2-5　好中球とマクロファージによる貪食作用
（右：アメリカ国立アレルギー・感染症研究所［NIAID］提供）

す。細菌感染の場合、食細胞は細菌そのものを取り込んで消化します（図2－5右）。食細胞は、細菌表面の構成分子や、ウイルス感染によって生じる細胞表面の糖や電荷の微妙な変化を感知して、それらを取り込んでいます。

ＮＫ細胞と同様に食細胞も、ウイルスに対する抗体があると、効率よくウイルスや感染細胞を見つけて食べることができます。食細胞にもFc受容体があり、ウイルスに結合した抗体や、感染細胞表面のスパイクなどウイルスタンパク質に結合した抗体を認識できるからです（図2－5左）。抗体などが結合することで食細胞に取り込まれやすくなることを、オプソニン効果といいます。

マクロファージが炎症を起こす

マクロファージには、貪食のほかにもう1つ重要な役割があります。ウイルスのＤＮＡやＲＮＡを感知し、炎症を起こすのです。細菌感染の場合は、細菌が持つ糖タンパク質や脂質なども感知し、炎症を起こします。また、死んだ細胞から出る物質がマクロファージを活性化して炎症を起こします。そのような死んだ細胞から出る物質を、ダメージ関連分子パターン（damage-associated molecular patterns：ＤＡＭＰｓ）と呼びます。

炎症とは、マクロファージや好中球、ＮＫ細胞、場合によってはＴ細胞など、免疫に関係する細胞が患部に集積した状態をいいます。それらの細胞は、炎症細胞とも呼ばれます。炎症細胞が集積すると血管が拡張するので、皮膚や喉は赤く腫れて見えます。免疫が盛んに感染と戦っている現場です。

マクロファージがウイルスや細菌を感知する病原体センサーの中で特に重要なものが、トル様受容体（toll-like receptor：ＴＬＲ）と呼ばれるものです。この発見者であるブルース・ボイトラー博士とジュール・ホフマン博士は、２０１１年にノーベル生理学・医学賞を受賞しています。ＴＬＲには複数の種類があり、そのうちＴＬＲ３やＴＬＲ７はウイルスや細菌の核酸（ＤＮＡやＲＮＡ）を感知します。すると、インターフェロンや腫瘍壊死因子α（tumor necrosis factor α：ＴＮＦα）、ＩＬ－６、ＩＬ－１βといった炎症を引き起こすサイトカインがつくられ、分泌されます（図２－６）。それらの炎症性サイトカインは、マクロファージや好中球などの炎症

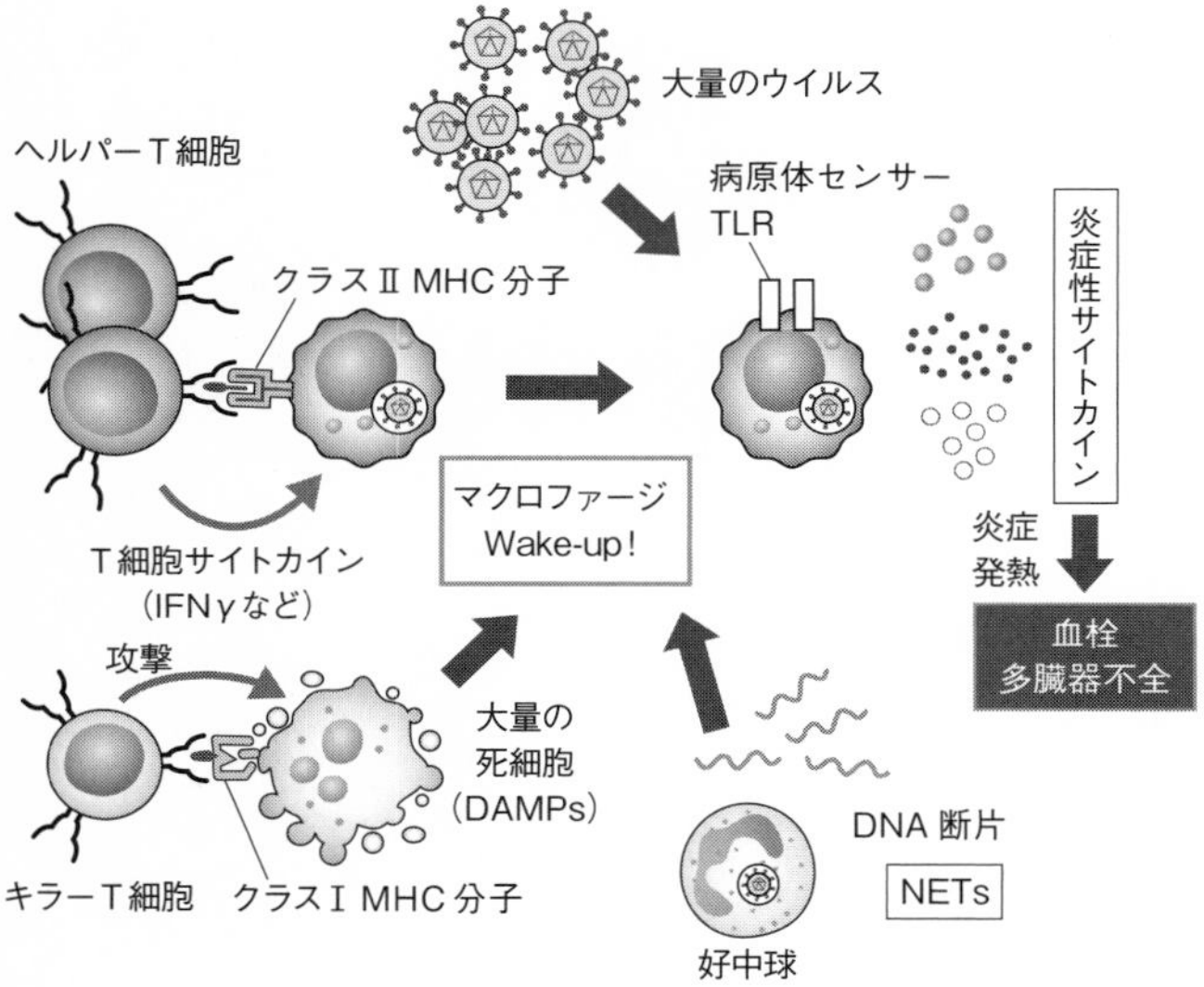

図 2-6　**サイトカインストーム**

細胞をどんどん感染部位に集めます。すると患部は赤く腫れて熱を持ちます。さらに炎症が強くなると、体温が37℃を超えるような全身性の発熱が起こります。マクロファージがつくる炎症性サイトカインが脳の視床下部に作用してプロスタグランジンという発熱物質がつくられ、体温を上げるのです。体温が高くなると、通常はウイルスの増殖スピードが落ちます。したがって感染で熱が出るのは合目的なのですが、一方で発熱は体力も奪うので、なかなか難しいところです。

炎症性サイトカインを盛んに分泌するマクロファージをM1型、主に貪食によって異物を排除するマクロファージをＭ２型と呼ぶことがあります。Ｍ２型は、むしろ炎症を抑え、線維芽細胞にコラーゲン産生を盛んにさせて組織を修復する働きもあります。Ｍ１型とＭ２型は完全に分けられるものではなく、ほとんどのマクロファージは多かれ少なかれ両方の性質を持っていますが、炎症に関わるか修復に関わるかを区別しやすくするための呼び名です（図２－６のヘルパーT細胞、キラーT細胞については後述します）。

好中球が炎症を広げてしまうことも

好中球はマクロファージと似ていますが、どちらかというと「食べて消化し、消毒する」ことが専門の細胞です。好中球は血液中を循環していますが寿命が短いため、炎症時にはマクロファージが分泌するサイトカインによって、骨髄から直接動員されます。そして感染細胞や死んだ細胞を食べ、その後、好中球は自壊して膿としてたまります。

好中球は自壊するとき、自身のＤＮＡを放出して、投網のように細菌を絡め取り動けなくします。このＤＮＡの網状の構造を、好中球細胞外トラップ（neutrophil extracellular traps：ＮＥＴｓ）と呼んでいます。ただし、そのＤＮＡが断片化して短くなると、マクロファージのＤＮＡセンサーを活性化してしまい、炎症性サイトカインが分泌され、さらに炎症を広げることになります。新型コロナウイルス感染症では、重症化した患者さんほど好中球が多いという報告もあります。そのたくさんの好中球が死ぬことで、マクロファージのＤＮＡセンサーが活性化され、炎症が拡大すると考えられます（図２－６）。

免疫が働きすぎると、困ったことが起きてしまいます。炎症性サイトカインが猛烈に出ると「サイトカインストーム」と呼ばれる現象を起こし、体中で血栓ができて死につながることがあるのです。新型コロナウイルス感染症で死亡するのは、ウイルスが増殖して肺の組織が破壊され呼吸困難になるほかに、サイトカインストームによって血栓ができて血管が詰まり多臓器不全を起こすことも原因の一つであることがわかっています。サイトカインストームについては、第３章で詳しく解説します。

ＮＫ細胞や好中球、マクロファージを主体とした免疫応答を「自然免疫」といいます。これらの細胞は、感染から数日以内に病原体を排除する場合に重要で、うまく排除できれば撤収、つまり自身も死んでなくなります。しかし排除できない場合は、これらの炎症細胞が集まり続け、放出される炎症性サイトカインによってさらに活性化され、激しい炎症が続きます。

2・2 獲得免疫で働く2つのリンパ球・B細胞とT細胞

自然免疫でウイルスが排除できなくなった場合に発動するのが「獲得免疫」です。獲得免疫に働く細胞は、主にはＢ細胞とＴ細胞で、リンパ球というと、だいたいこの２つを指します。Ｂ細胞もＴ細胞も血中を流れているときは大きな核を持った丸い細胞で、顕微鏡で見ても区別が付きません。Ｂ細胞のＢは骨髄（bone marrow）、Ｔ細胞のＴは胸腺（thymus）に由来し、それぞれの細胞が生まれる器官の頭文字をとって名付けられました。主にＢ細胞がつくる抗体が働く免疫のことを「液性免疫」、Ｔ細胞が働く免疫のことを「細胞性免疫」と呼びます。Ｂ細胞と抗体については第１章で述べたので、ここではＴ細胞について解説します。

Ｔ細胞へ抗原を提示する仕組み

Ｂ細胞に比べると、Ｔ細胞の機能は、やや複雑です。

Ｔ細胞には、細胞傷害性Ｔ細胞（cytotoxic T lymphocyte：ＣＴＬ細胞。別名キラーＴ細胞）とヘルパーＴ細胞の２種類があります。キラーＴ細胞は、感染細胞を直接殺します。ヘルパーＴ細胞は、サイトカインを放出してＢ細胞の抗体産生を助けたり、マクロファージを活性化したりすることで、間接的に感染防御に働きます。ヘルパーＴ細胞が出すサイトカインは、マクロファージが出すような炎症性サイトカインとは異なるもので、第４章で詳しく述べます。キラーＴ細胞は細胞表面にＣＤ８、ヘルパーＴ細胞はＣＤ４を発現しており、見分けることができます（図

2－7)。

T細胞もB細胞と同様、抗原と結合する受容体を持ち、T細胞抗原受容体（T cell receptor：TCR）と呼ばれます。ただし、B細胞抗原受容体（BCR）が抗原を直接認識するのと違って、TCRが抗原を認識するには、相手側にMHCを必要とします。MHCは、NK細胞の説明で出てきました。NK細胞は、細胞表面にクラスI MHCを発現しているかどうかで、非感染細胞と感染細胞を見分けているのでした。これから説明するTCRによる抗原の認識は、かなり複雑で面倒です。しかし、免疫応答のキモなので、大まかなことは知っておいていただきたいと思います。

TCRが認識する抗原は、抗原となるタンパク質丸ごとではなく、タンパク質から切り出された小さなペプチドがMHCのポケットにはまり込んだものです。アミノ酸が50個以上連なったものがタンパク質、50個未満のものがペプチドと呼ばれます。例えば、新型コロナウイルスのスパイクタンパク質はアミノ酸が1300個ほどつながったものですが、MHCのポケットにはまり込みT細胞が認識するのは、9～25個程度のアミノ酸がつながったペプチドです。1個のスパイクタンパク質からは何十種類ものペプチドが切り出され、MHCに結合します。ペプチドがMHCのポケットにはまり込んだものを「MHC－抗原ペプチド複合体」と呼びます。

MHCにはクラスIとクラスIIの2種類があります。クラスI MHCには細胞内で合成され

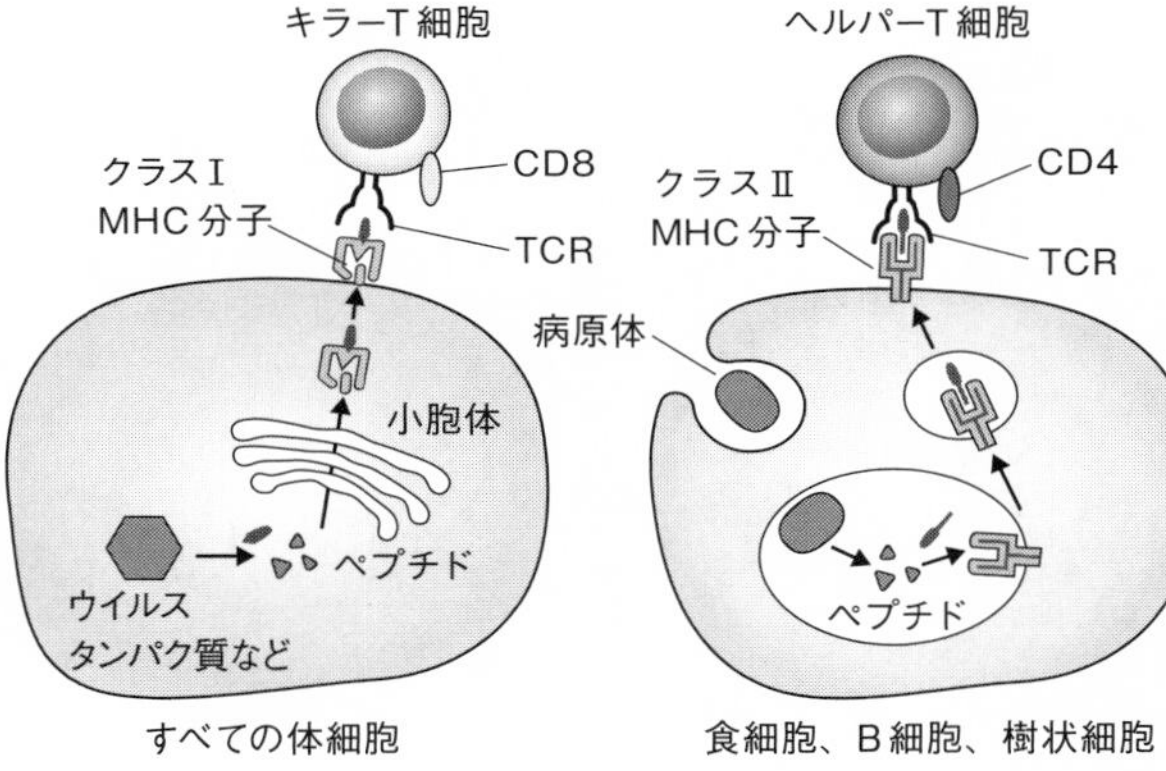

図 2-7　**クラスⅠ／クラスⅡ MHCによるT細胞への抗原提示**

たタンパク質（例えばウイルスのタンパク質）の断片のペプチドが、クラスⅡ MHCには細胞の外から取り込まれたタンパク質（例えば細菌のタンパク質）の断片のペプチドが結合します（図２－７）。

MHCにペプチドが結合している状態を「抗原提示」といい、MHC－抗原ペプチド複合体を発現している細胞を「抗原提示細胞」といいます。マクロファージ、樹状細胞、B細胞が、主な抗原提示細胞です。そしてここが重要なのですが、クラスⅠ MHCはキラーT細胞に、クラスⅡ MHCはヘルパーT細胞に、それぞれ抗原ペプチドを提示し、TCRによって認識されます（図２－７）。

もう少し細かく言うと、ウイルスのタンパク質のような細胞内で合成されたタンパク質は、ユビキチンという目印が付加されて、プロテアソームという巨大なタンパク質切断酵素によってペプチドに切られます。ペプチドは、小胞体という細胞内の器官に輸送され、そこでクラスⅠ MHCに結合して細胞表面へ運ばれ、キラーT細胞へ提示されます（図2－7左）。

クラスⅡ MHCの場合、抗原は細胞の外にあります。ウイルスや細菌は、エンドサイトーシスと呼ばれる食作用の一種によって細胞に取り込まれ、エンドソームやリソゾームと呼ばれる細胞内の器官でタンパク質切断酵素プロテアーゼによってペプチドに分解されます。ペプチドはクラスⅡ MHCに結合し、細胞表面へ運ばれてヘルパーT細胞へ提示されます（図2－7右）。

厳密な抗原特異性を獲得

MHC－抗原ペプチド複合体は、T細胞によって2回使われます（図2－8）。まず、まだ抗原に出会っていないT細胞（ナイーブT細胞）が、MHC－抗原ペプチド複合体によって活性化され増殖します。これが1回目で、このとき抗原提示を行っているのは樹状細胞です。樹状細胞は、T細胞を刺激する専門の抗原提示細胞です（図2－8①）。

樹状細胞は、まず体内に侵入したウイルスや細菌を取り込み、クラスⅠとクラスⅡ両方のMHC－抗原ペプチド複合体を発現します。その樹状細胞がリンパ節へ移動し、ナイーブT細胞に出会います。そこで、樹状細胞のMHC－抗原ペプチド複合体にうまく結合するTCRを持つT細

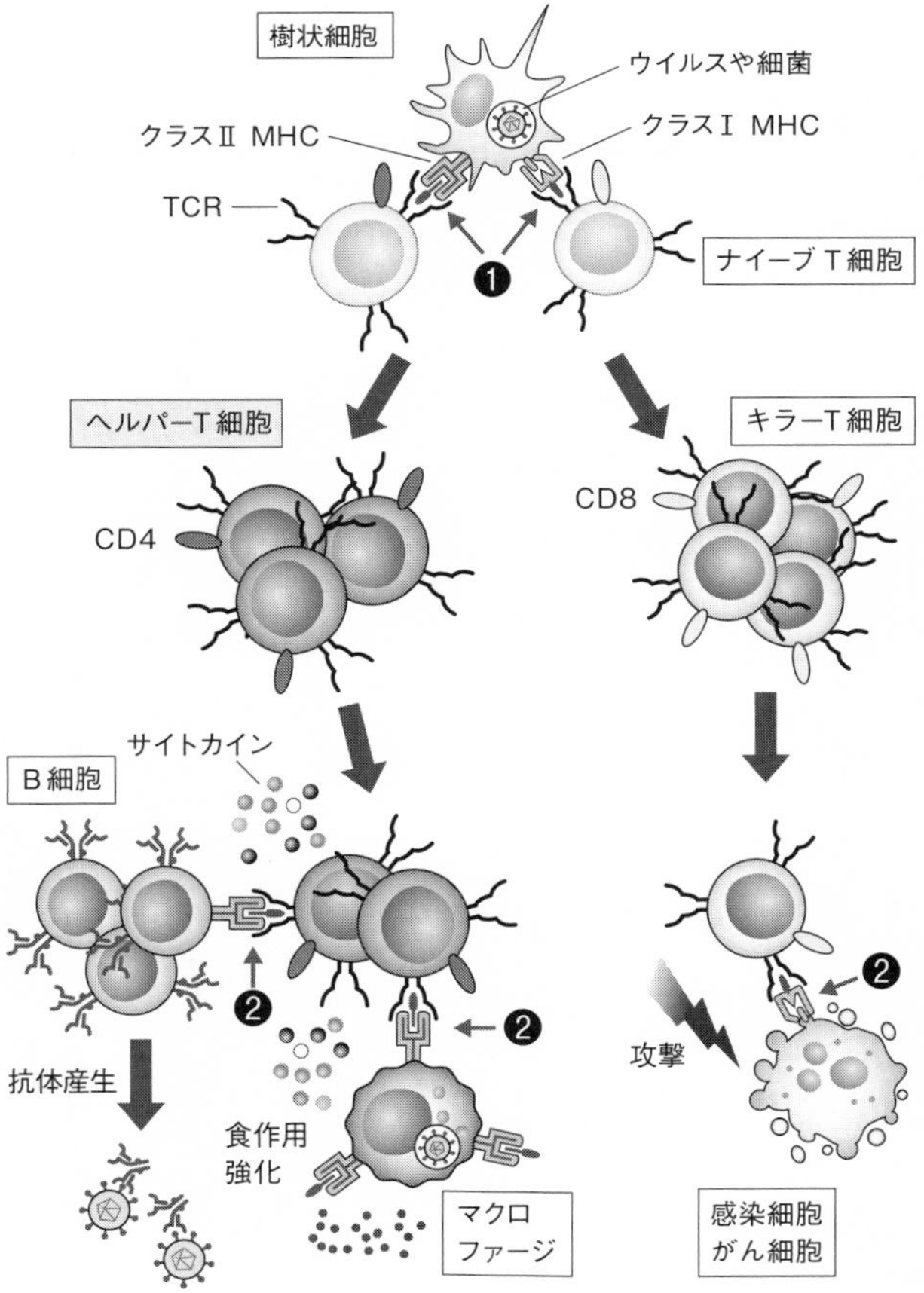

図 2-8　**抗原特異性の獲得**

胞だけに刺激を与え、増殖を誘導するのです。このとき樹状細胞は、ナイーブT細胞に対して副刺激と呼ばれる別の刺激とサイトカインの刺激を与えて、ヘルパーT細胞やキラーT細胞へ分化・増殖を誘導します。

分化・増殖したキラーT細胞とヘルパーT細胞は、それぞれ必要な場所まで移動し、MHC-抗原ペプチド複合体を発現している相手を見つけてそれぞれ仕事をします。これが2回目です(図2-8②)。キラーT細胞の場合、相手は感染細胞です。キラーT細胞のTCRが感染細胞上のクラスI MHC-抗原ペプチドの複合体と結合すると、「こいつは感染細胞だ!」と認識して殺すのです。感染細胞が提示している抗原ペプチドは、ナイーブT細胞へ樹状細胞が提示した抗原ペプチドと同じものなのです。

つまりMHC-抗原ペプチド複合体は、1回目はナイーブT細胞の活性化、2回目は標的細胞の認識に使われます。NK細胞がクラスI MHCの発現レベルを目印として、発現レベルが下がっているのは感染細胞だろうと認識して殺すのとは対照的に、とても精密です。クラスI MHC-抗原ペプチド複合体を2度使うことで、特定のウイルスが感染している細胞だけを認識できるのです。インフルエンザウイルスの感染細胞を認識するキラーT細胞は、コロナウイルスの感染細胞を殺すことはありません。

ヘルパーT細胞は、相手を殺すのではなく、サイトカインを出してほかの免疫細胞の活性化をサポートします。これが「ヘルパー」の由来です。主な相手は、クラスⅡ ＭＨＣ－抗原ペプチド複合体を発現しているＢ細胞とマクロファージです。Ｂ細胞に対しては、抗体産生を強化したりクラススイッチを誘導したりします。マクロファージに対しては、食作用や殺菌作用を強化します。ヘルパーＴ細胞は、ナイーブＴ細胞のときに樹状細胞から提示された抗原ペプチドを記憶し、それと同じ抗原ペプチドを提示しているＢ細胞やマクロファージをサポートしたりパワーアップしたりするわけです。そのときに使われるのが、図２－８にあるサイトカインです。ここでも厳密な抗原特異性が働いていることがわかります。

病気に対する個性が血液型によって決まる？

ＭＨＣはヒトの場合、ヒト白血球抗原（human leukocyte antigen：ＨＬＡ）と呼ばれます。赤血球がＡＢＯ型で分類されるのに対して、白血球はＨＬＡの型で分類されます。ＨＬＡは、ＡＢＯ型よりもはるかに種類が多くなっています。なお血液は、細胞成分である赤血球、白血球、血小板と、液体成分である血漿（血漿から凝固成分を取り除いたものが血清）から構成されています。白血球には、リンパ球、単球、好中球、好酸球、好塩基球があります。マクロファージは、単球から分化した細胞です。

先に述べたように、ＭＨＣ（ＨＬＡ）にはクラスⅠとクラスⅡの２種類があります。クラスⅠ

とクラスⅡには、それぞれ3～4種類のサブクラスがあります。ヒトでは、クラスⅠ HLAにはHLA－A、－B、－Cの3つの型が、クラスⅡでは主にHLA－DP、－DQ、－DRの3つの型があります。それぞれの型には200～2000種類の細かい違いによる種類（アロタイプ）が存在し、HLA-A24:01やHLA-A02:01というように数字で表記されます。HLAは一人一人大きく異なるため、個人の特定にも使われます。

HLA型は人種による偏りもあり、日本人が新型コロナウイルスに比較的感染しにくいのは、HLA型のためではないかともいわれています（詳しくは第3章で解説します）。HLA型の細かい違いは、抗原ペプチドと結合する部分に集中しています。そのため、HLAの違いが提示できる抗原の違いを決めている、すなわちウイルスなど病原体に対する感受性の違いを決めていると考えられています。

例えば、Aさんはインフルエンザにかかりやすいが Bさんはかかりにくい、逆に Aさんはリウマチにかかりにくいが Bさんはかかりやすい、ということがあります。病気に対する個性がHLAによって決まっていることが、多々あるのです。

ある病気について患者と患者でない人の遺伝子を比較する大規模な遺伝情報解析によって、患者には特定のHLA型が多いあるいは少ないという結果が出れば、その病気には免疫が関係していることが示唆されます。統合失調症や睡眠障害のナルコレプシーなどもHLA型との相関が示

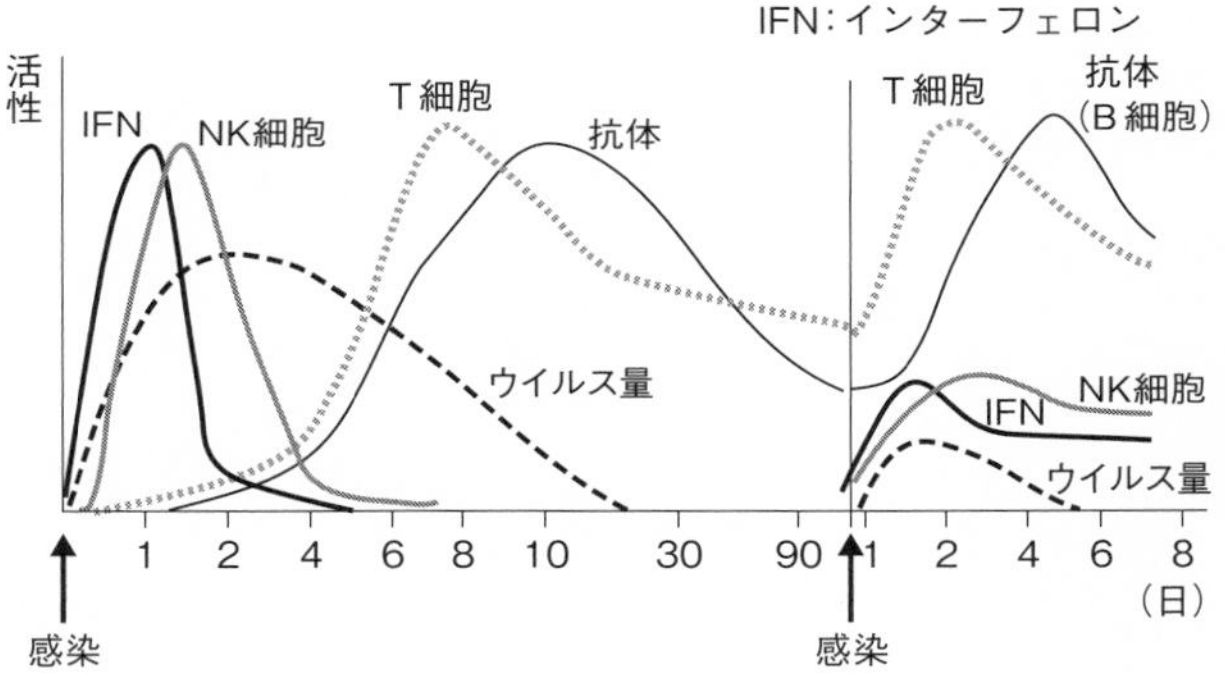

図 2-9　**ウイルス感染に対する防御システムの時間経過（概念図）**

されており、免疫が病気の発症や悪化に関与していると考えられます（第８章）。

免疫には記憶がある

一度感染した病原体には二度と感染しないということは、紀元前から知られていました。「二度なし現象」と呼ばれ、免疫には記憶があると考えられていたのです。

中世ヨーロッパではコレラが大流行しましたが、一度コレラにかかって回復した人は二度とかからないということで、患者の看護に当たりました。そうした人は、神のご加護があるからと、税金が免除されました。免疫は、英語でimmunityです。immunityにはもともと、義務や責任からの免除という意味がありました。免疫には、病気（疫）を免れるという意味の前に、税金を免れるという意味があったのです。

免疫の記憶について、もう少し詳しく見てみましょう。侵入してきた病原体を撃退した後のT細胞とB細胞は、役目を終えて大部分が死滅します。しかし、少数の記憶（メモリー）T細胞、記憶B細胞が残ります。この二つを合わせて記憶リンパ球と呼びます。記憶リンパ球は、同じ抗原を再び認識すると、速やかに活性化して増殖し仕事を行います。記憶リンパ球は、樹状細胞からの刺激を必要としないからです。

図2－9で示したように、1回目の感染では、防御に十分な量のT細胞とB細胞が増殖するのに1週間以上かかりました。初回の免疫には自然免疫が必要なのです。記憶リンパ球がある2回目の感染では、自然免疫を必要とせず、数日で十分です。この性質を利用したのがワクチンです。免疫の記憶能力がどのくらい続くかは、病原体やワクチンにもよります。多くは半年から数年で、もっと長い場合もあります。麻疹に対する免疫は、生涯持続するといわれています（第3章）。

記憶リンパ球には、血中を循環しているものと、病原体が侵入した部位（気道や消化管の粘膜など）を記憶していてそこに集まっているものがあります。病原体が侵入しやすい部位に記憶リンパ球が存在していることによって、2回目の感染ではより速やかに強い防御反応が誘導されるのです。

第3章

病原体との攻防

3・1 過剰な免疫応答「サイトカインストーム」

私たちの体には幾重にも感染防御機構が備わっています。にもかかわらず、病原体の感染で死亡する人もいます。それはなぜでしょうか。新型コロナウイルス感染症を例に説明します。

ウイルスは細胞に潜り込み、複製して増殖し、細胞の外に飛び出す、ということを繰り返します。新型コロナウイルスは肺の細胞に潜り込んで増殖し、肺の細胞を破壊します。その結果、酸素を取り込むことができず呼吸が苦しくなり、重症化すると肺炎を発症することがあります。ところが、このようなウイルスそのものによる肺機能の損傷が原因の死亡は、重症例の半分といわれています。通常は、ウイルス感染から時間がたつと、体内のウイルスは減ってきます。ところが重症化して亡くなった人を調べてみると、ウイルスが減っても肺の傷害は継続し、心臓や肺や脳に血栓があった例も多数報告されています。このような症状の原因となるのが「サイトカインストーム」です。

サイトカインは、マクロファージによって産生され、炎症を起こして病原体を排除するのに必要な物質であると前述しました。通常サイトカインは、感染が起きた場所だけで産生されます。ところがサイトカインの産生が全身で強力に起これば、「ストーム」つまり嵐のような状況にな

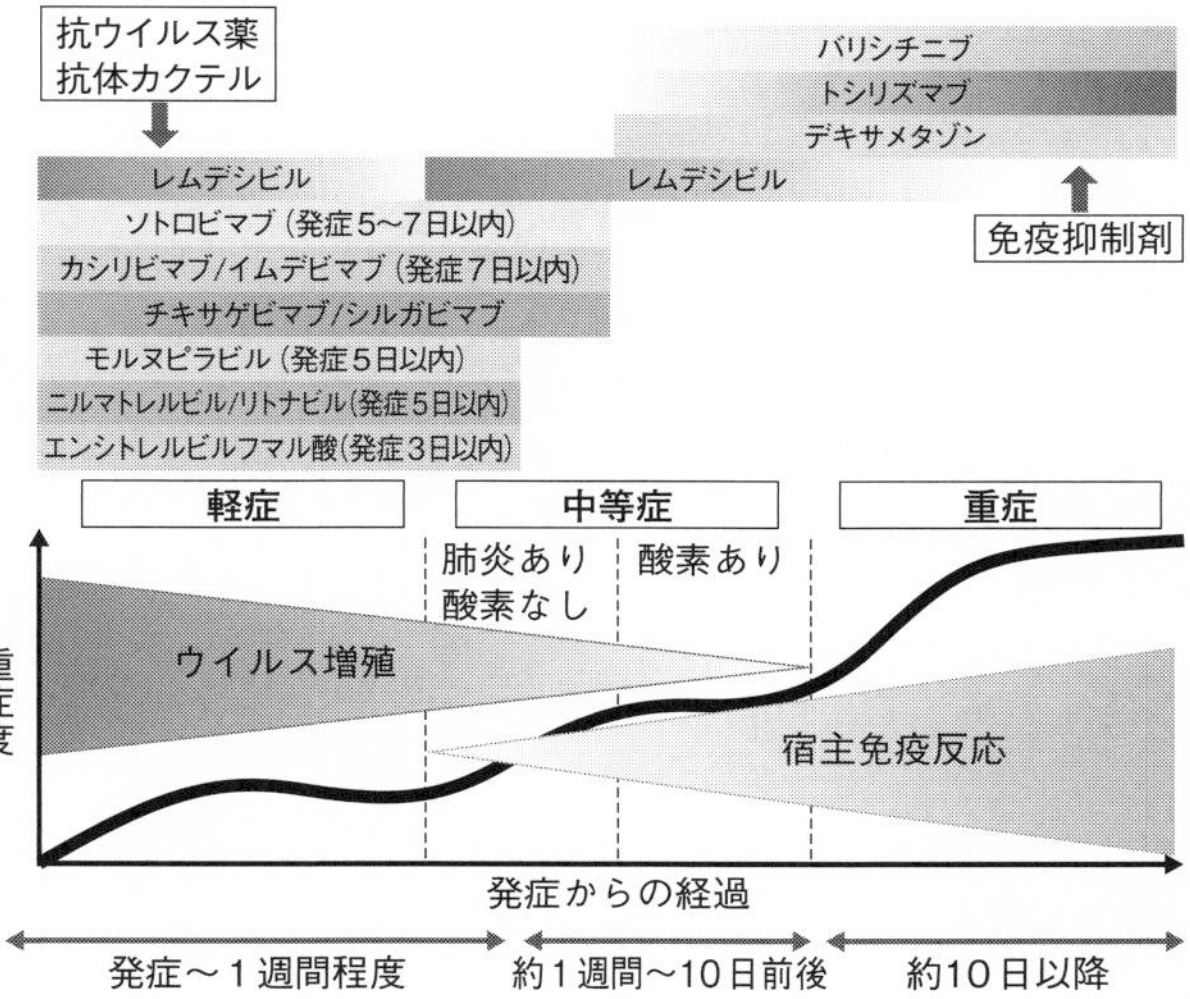

図 3-1　**新型コロナウイルス感染症の重症度と治療薬**
（日本感染症学会の資料をもとに作成）

ります。その結果、発熱や倦怠感といった全身症状が出るほか、全身のあちこちで血栓、すなわち血小板を中心とした微小な塊ができることで血管が詰まって血流が行き届かず、いろいろな臓器が傷害されて多臓器不全となり、死につながることもあります。このような症状は、感染に対する反応が全身で起きる敗血症でも生じることがあります。

新型コロナウイルス感染症の治療薬として、感染初期にはレムデシビルなどウイルスの増殖を抑える薬が使われます（図３－１）。２０２２年11月に承認された国産初の新型コロナウイルス感染症の飲み薬ゾコー

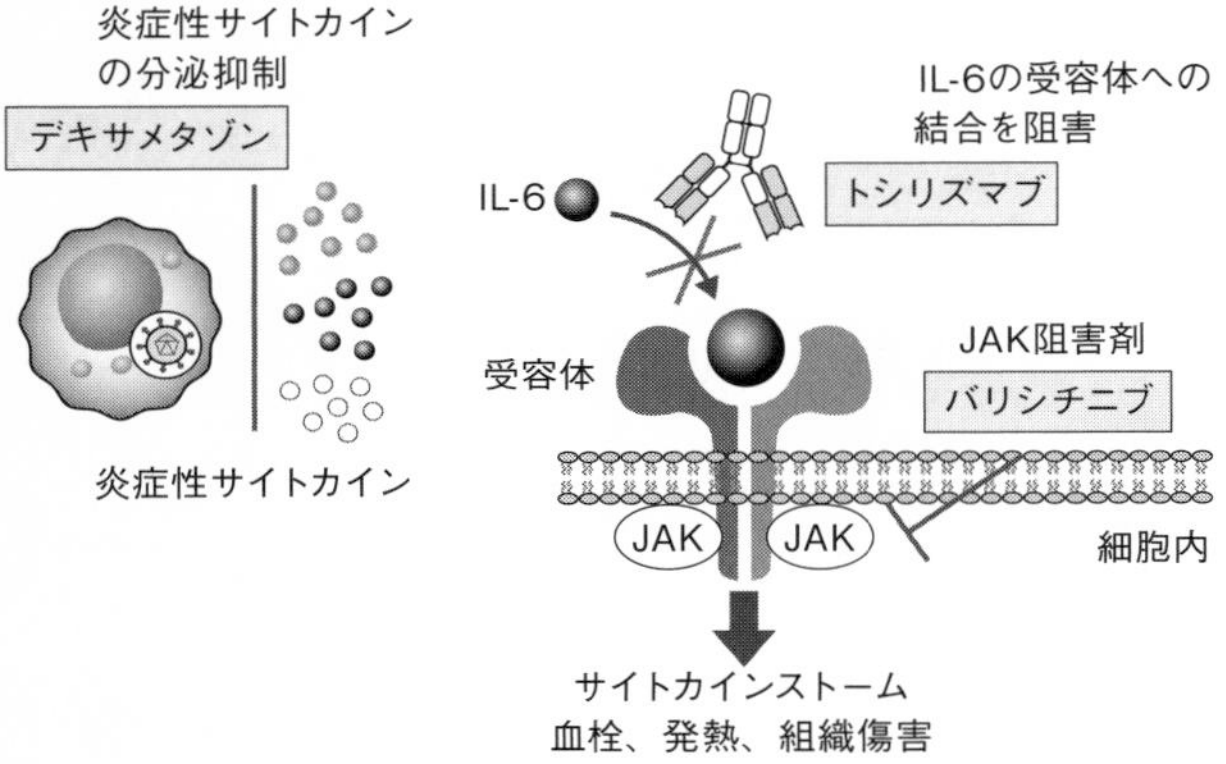

図 3-2　**新型コロナウイルス感染症の重症患者に投与される治療薬の作用機序**

バ（一般名エンシトレルビルフマル酸）も抗ウイルス薬です。しかし抗ウイルス薬は、重症患者には効果がありません。重症患者の治療に使われる薬は、すべてが免疫抑制に働くものです。このことからも、過剰な免疫応答であるサイトカインストームが重症化の原因であることが明白です。

では、それらの薬はどのようにしてサイトカインストームを抑えるのでしょうか。図3－2に重症患者に投与されるデキサメタゾン、トシリズマブ、バリシチニブが働くメカニズムを簡単に示しました。薬によって作用メカニズムは異なります。デキサメタゾンは副腎皮質ステロイドの一種で、免疫全般、特にマクロファージからの炎症性サイトカインの産生を抑えます。

トシリズマブは、炎症性サイトカインの一つであるインターロイキン6（ＩＬ－6）の受容体に対するモノクローナル抗体で、ＩＬ－6が細胞表面にある受容体と結合するのを阻害します。ＩＬ－6が受容体に結合すると、そのシグナルが細胞内に伝えられ、その結果、血管で血栓をつくらせやすくしたり、発熱を誘導したり、組織の傷害を起こしたりします。トシリズマブは、そうしたことが起きないように、ＩＬ－6の受容体への結合を阻害するのです。ＩＬ－6は、特に血栓をつくりやすいサイトカインでもあり、サイトカインストームにおいて極めて悪い影響を与えています。

ＩＬ－6が結合する受容体は細胞膜を貫通していて、細胞内の部分には、ヤヌスキナーゼ（janus kinase：ＪＡＫ）と呼ばれる分子が結合しています。キナーゼは細胞内のタンパク質をリン酸化する酵素です。ＩＬ－6が受容体に結合したという刺激は、ＪＡＫを活性化します。免疫や炎症に関わるサイトカインは100種類以上知られていますが、ＩＬ－6をはじめ、そのうちの半数以上がＪＡＫを活性化します。ＪＡＫは、サイトカインによるシグナルを細胞の核内にあるＤＮＡに伝える働きをしており、さまざまな炎症反応を引き起こすための鍵となる重要な酵素なのです（第5章）。バリシチニブは、このＪＡＫの働きを阻害する薬です。

なぜ高齢者が重症化し子供が軽症なのか

サイトカインストームが起きる人と起きない人がいるのは、なぜでしょうか。その原因は、実はよくわかっていません。ただし、新型コロナウイルスの感染による重症例のほとんどが高齢者や基礎疾患のある人で、さらに重症化した人では好中球やマクロファージなどの自然免疫系の細胞が増加し、リンパ球であるT細胞とB細胞が減少していることはわかっています。

特に高齢者の感染では、T細胞の減少がよく見られます。死亡した患者ではT細胞の数が減少し続けましたが、回復した患者では徐々に戻っていくことが報告されています。つまり獲得免疫、特にT細胞が中心に関わる免疫が十分働かないと、効果的にウイルス排除が進まずに重症化しやすいと思われます。

では、なぜ高齢者はT細胞性免疫が十分働かないのでしょうか。それは「免疫老化」という現象があるからなのですが、詳しくは第7章で解説しましょう。

子供の場合、ほとんどは軽症もしくは無症状であることが知られています。それは免疫系の発達が未熟であるから、という説があります。ウイルスに感染しても無症状の動物がいることが根拠になっています。

例えばコウモリです。コウモリは、ウイルスリザーバーといって、無症状のまま多くのウイルスを保有していることが知られています。コウモリは、サイトカイン、特にIL－1βの産生に必要な遺伝子が欠損しています。IL－1βは、そのものも強い炎症を引き起こしますが、IL－6を誘導してさらに炎症や血栓症を拡大します。強力な炎症を引き起こすIL－1βがつくられないために、サイトカインストームが起こりにくいと考えられています。免疫系の発達が未熟な子供も同様に、サイトカインストームを起こしにくいのではないか、ということです。

一方で、子供はむしろインターフェロンの産生量が多く、ウイルスを素早く排除できるから重症化しない、という真逆の説もあります。いずれにしても子供が軽症なのは、自然免疫と獲得免疫が秩序立って発動されて、サイトカインストームを起こすことなくウイルスが排除されるため、というのは間違いないようです。

ただし、まれに子供においても、心臓などいくつもの臓器に強い炎症が起きる小児ＣＯＶＩＤ－19関連多系統炎症性症候群（multisystem inflammatory syndrome in children：ＭＩＳ－Ｃ）を発症することが知られています。川崎病に似た症状があり、やはり自然免疫や炎症性サイトカインの過剰な作用ではないかと考えられています。川崎病は、１９６０年代に川崎富作《とみさく》医師によって報告された、子供に特有の病気です。はっきりとした原因は不明ですが、ウイルス感染や細菌感染をきっかけに過剰な免疫応答によって、全身の血管で炎症が起きるのではないかと考えられています。

日本人が軽症なのは交差免疫のため？

新型コロナウイルス感染症の流行初期に、日本人の感染率や死亡率が世界的に見て低いことが注目されました。そして2020年春ごろ、ノーベル賞受賞者の山中伸弥博士は、日本人は新型コロナウイルスに何らかの耐性を持っているという仮説を提唱し、未知の要因を「ファクターX」と呼びました。ファクターXの実態について、専門家からも、そうでない人たちからも、さまざまな候補が挙げられましたが、未だ確定したものはありません。

さまざまな候補の中で注目されるのは「交差免疫説」です。交差免疫とは、過去にある病原体に感染したことで、その病原体に似ている別の病原体に対しても働く免疫のことです。第2章で触れたように、T細胞が受容体を介して認識するのは、MHC（主要組織適合遺伝子複合体）上に提示された9～25個程度のアミノ酸が連なったペプチドです。T細胞の識別力は甘く、アミノ酸の配列が多少違っていても「同じもの」として認識してしまい、免疫が働くことがあるのです。交差免疫は、新型コロナウイルスに限ったことではなく、特に珍しい現象ではありません。

18世紀、イギリスの医学者エドワード・ジェンナーが、天然痘の予防法「種痘」を開発しました。天然痘は天然痘ウイルスが引き起こす感染症で、高熱が出た後、全身に発疹が現れます。感染力が強く、死に至る病として紀元前から恐れられていました。一方、天然痘に似た症状が出る、牛痘というウシの病気があります。牛痘はヒトにも感染しますが、症状は天然痘より軽く済みます。種痘は、牛痘に感染した人にできた水疱から液体を取り出して接種するというもので、接種した人は天然痘にかかりにくくなります。種痘によって牛痘ウイルスに対して得られた免疫が、似ている天然痘ウイルスに対する防御にも働くためです。これは交差免疫の代表的な例といえます。

交差免疫は、病原体に対するものばかりではありません。例えばＡ群レンサ球菌を構成しているタンパク質に対する抗体が、そのタンパク質とアミノ酸配列がたまたま似ている自分の心臓や関節のタンパク質を攻撃して、リウマチ熱を引き起こすことがあります。これも交差免疫の一種です。リウマチ熱のように、微生物などの分子が自分の体の分子に似ているために病気を引き起こすことを「分子擬態」と呼びます。

これまでの研究で、新型コロナウイルスに一度も感染していないにもかかわらず、健常な人の20～50％が新型コロナウイルスに反応する記憶Ｔ細胞を持っていることが報告されました。これは、すでに蔓延している４種類の感冒コロナウイルス（HCoV-OC43・HCoV-229E・HCoV-NL63・HCoV-HKU1）に対する交差免疫と考えられています。

２０２１年には、理化学研究所のグループが交差免疫説を裏づける報告をしています。ここでもう一度、ヒト白血球抗原（ＨＬＡ）とＴ細胞のことをおさらいしておきましょう。ＨＬＡはヒトのＭＨＣで、抗原となる９～25個程度のアミノ酸が連なったペプチドを挟み込んで細胞表面に提示します。そのＨＬＡ‐抗原ペプチド複合体をＴ細胞が抗原受容体（ＴＣＲ）で認識すると、Ｔ細胞が活性化されます。ペプチドは、たくさんのアミノ酸が連なっているタンパク質の一部が切り出されたものです。

ＨＬＡはクラスⅠとクラスⅡがあり、それぞれのクラスに3つの型があり、さらに、それぞれの型に２００から２０００種類くらいの細かい違いが存在しています。あるＨＬＡの型を持っている人の割合は、人種によって偏りがあります。例えば、HLA-A24:02という型は日本人の6割の人が持っています。一方、欧米では、この型を持つ人は非常に少ないのです。

理研のグループはまず、日本人に多いHLA-A24:02が、感冒コロナウイルスのどの部位のペプチドと結合するのかを調べました。その結果、スパイクタンパク質の幹の部分から切り出されたペプチドであることが明らかになりました。さらに、HLA-A24:02は、新型コロナウイルスの同じ部位から切り出されたペプチドとも結合し、そのＨＬＡ－抗原ペプチド複合体を記憶Ｔ細胞が認識して活性化されることを見いだしました。

HLA-A24:02に結合するスパイクタンパク質のペプチドのアミノ酸配列を図3－3上に示します。アルファベットはアミノ酸の種類です。このペプチド部分のアミノ酸配列は、7種類のコロナウイルスの間でよく似ています。かつ、どのペプチドも日本人に多いHLA-A24:02型のＨＬＡに結合するのです（図3－3下）。

誰もが一度は感冒コロナウイルスに感染した経験があるでしょう。そのとき、感冒コロナウイルスのスパイクから切り出されたペプチドがHLA-A24:02に結合し、それをＴ細胞が認識して感

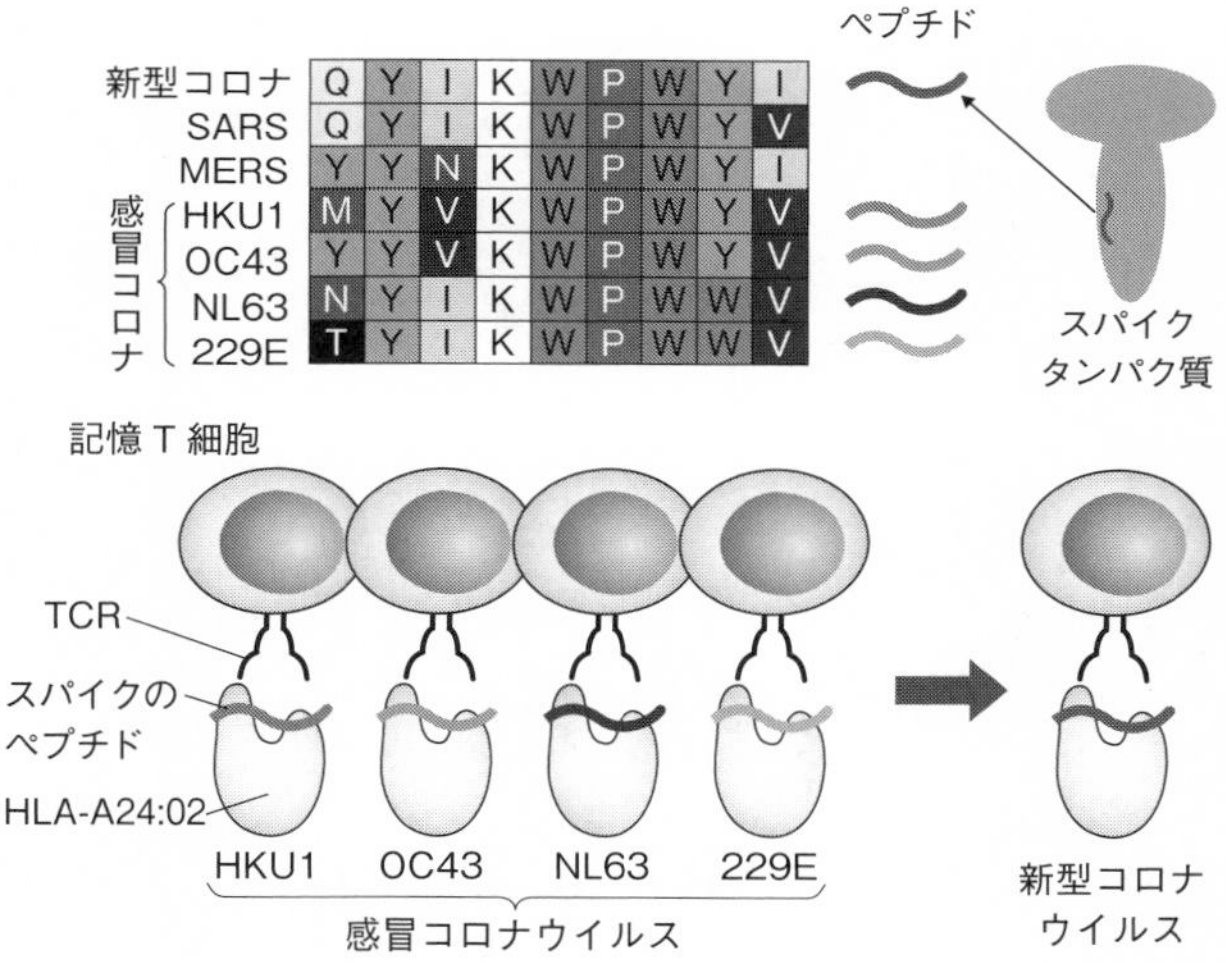

図 3-3　**コロナウイルスの抗原ペプチドのアミノ酸配列と交差免疫反応**

冒コロナウイルスに対する防御機構が成立します。そしてウイルスを排除した後に、感冒コロナウイルスに対する記憶T細胞が残ります。T細胞のTCRは、アミノ酸配列が完全一致していなくても似たペプチドを「同じもの」として認識します。そのため、新型コロナウイルスの感染は初めてであるのに、HLA-A24:02に結合して提示された新型コロナウイルスのスパイクのペプチドを、過去の感冒コロナウイルスの感染でつくられた記憶T細胞が認識して、活性化され、防御機構が発動されるのです。

「ファクターXは交差免疫である」という説には反論もあります。その根拠としては、欧米でも新型コロナウイルスに未感染の人の20〜50％が新型コロナウイルスに反応する記憶T細胞を持っていて、日本人と大きな違いがないことです。また、デルタ株による第5波やオミクロン株による第6波の感染率を見ると、日本は欧米とそう変わらず、致死率も特に日本が低いというわけではなさそうです。

ただし交差免疫は、子供が軽症である理由の一つとも考えられています。子供が軽症であるのは全世界共通です。子供は頻繁に風邪をひいています。つまり、感冒コロナウイルスに感染してからあまり時間がたっていません。よって記憶T細胞が十分ある、と考えられるからです。

また、感冒コロナウイルスに対する抗体の一部は、新型コロナウイルスに対して中和活性を持つことが示されています。特に16歳以下の若年者は、交差する抗体保有率が高いという報告があります。子供や若年者は、交差免疫によって新型コロナウイルスが素早く排除されるので、サイトカインストームが起きることなく治ってしまうのです。

3・2 ワクチンは世界を救うと期待されたが

世界の感染者数、死亡者数が増加する中で、ワクチンは新型コロナウイルス感染症のパンデミック（世界的大流行）を収束させる切り札だと考えられてきました。

ワクチンは、18世紀にエドワード・ジェンナーが種痘によって天然痘を防ぐことを考案したことから始まります。これを普遍化したのが、フランスの細菌学者ルイ・パスツールです。パスツールは、病原体を弱毒化することで多くの病原体に適用できる「弱毒生ワクチン」の手法を確立しました。ただし、ワクチンに使える弱毒変異株は常に得られるわけではなく、強毒に戻ってしまう可能性もあります。そこで病原体を殺して投与する「不活化ワクチン」や、病原体のタンパク質の一部を投与する「コンポーネントワクチン」が考案されました。

ワクチンによる感染防御の主体は、抗体とキラーＴ細胞です。またＢ細胞に優れた抗体をつくらせるためにはヘルパーＴ細胞も欠かせません。これらの細胞は獲得免疫の主役たちですが、獲得免疫を誘導するには自然免疫を活性化する必要があります。精製したタンパク質成分だけのコンポーネントワクチンは、自然免疫を活性化できません。そのためコンポーネントワクチンは、「アジュバント」と呼ばれる自然免疫を活性化する物質を加えて投与します。

例えば、子宮頸がんワクチン（ヒトパピローマウイルスワクチン）は、ウイルスの殻のタンパク質成分だけを投与するコンポーネントワクチンであるため、アジュバントとしてトル様受容体４（ＴＬＲ４）を活性化する脂質が含まれています。ＴＬＲは、細胞の表面や細胞内にある小胞の表面などに発現している病原体センサーです。いくつか種類があり、ＴＬＲ３やＴＬＲ７はウ

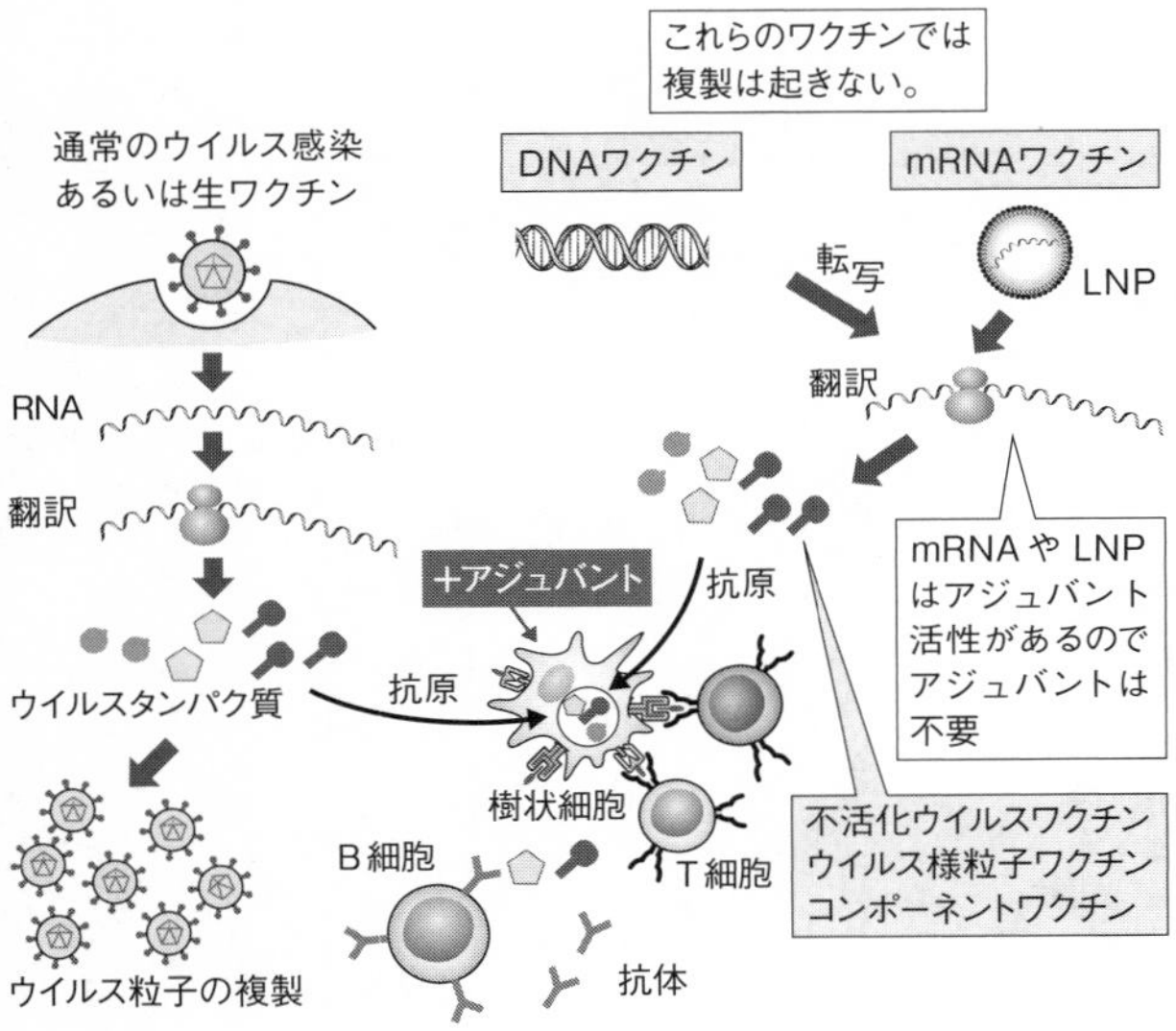

図 3-4　**さまざまなワクチンによる免疫活性化**

イルスの核酸を認識します。TLR4は、主に細菌の細胞膜に存在する糖タンパク質や脂質を認識し、自然免疫を活性化します。不活化ワクチンには脂質や核酸などウイルス成分が入っていて、それらが自然免疫を活性化する効果を持つので、アジュバントを加えずに投与可能です。

　さまざまなワクチンがどのように免疫を活性化するか、図3-4にまとめました。B細胞は抗原となるワクチン由来のタンパク質を認識して活性化されます。一方、ワクチンの投与によって活性化された自然免疫細胞、特に樹状細胞は抗原を取り込みリンパ節まで移動します。そして、抗原の一部をＭＨＣに挟んで提示し、ナイーブＴ細胞を活性化してヘルパーＴ細胞とキラーＴ細胞への分化・増殖を誘導します。ヘルパーＴ細胞は、サイトカインを分泌してＢ細胞を活性化して抗体を産生するプラズマ細胞への分化・増殖を誘導したり、抗体がクラススイッチや親和性成熟を起こしたりするのを助けます。キラーＴ細胞は、感染細胞を破壊します。

ワクチンの本来の効能は「感染しても重症化させない」こと

インフルエンザワクチンは、なぜ毎年のように接種しなければならないのか？　そういう疑問を持っている人もいるでしょう。

現在日本で使われているインフルエンザワクチンは、精製したウイルス粒子をホルマリンで不活化し、そこから脂質をエーテルで取り除き、ウイルス表面のスパイクに当たるヘマグルチニンと呼ばれるタンパク質を精製して濃縮したものです。このように抗原になる成分だけを取り出したものを、「スプリットワクチン」と呼びます。

インフルエンザウイルスのヘマグルチニンは変異が多いため、昨年のワクチンによってできた免疫記憶は、今年のウイルスに対して活性が低い。だから毎年打った方が良い。そう説明されることが多いです。これももちろん大きな理由なのですが、エーテル処理やヘマグルチニンの精製を行っているためにアジュバントになる成分が少ないことも理由の一つです。つまり強力に自然免疫を活性化する作用がなく、抗体やT細胞による十分な獲得免疫を誘導できないのです。そのため、翌年まで効果が続きません。

では、なぜインフルエンザワクチンにアジュバントを加えないのでしょうか？　アジュバントには必ず副反応があります。多くの人が接種するワクチンなので副反応を懸念して、わざとアジュバントを加えていないのです。さらに、インフルエンザは多くの人がすでにかかった経験があります。このワクチンは、すでにある免疫記憶を再活性して効果を引き出しているのです。記憶T細胞や記憶B細胞の再活性化には、自然免疫すなわちアジュバントはそこまで必要ありません。

インフルエンザワクチンは「感染しても重症化させない」ことに重点を置いたワクチン、ともいえます。実は、これが本来のワクチンの効能なのです。ただし、今までインフルエンザにかかっていない乳幼児では、このインフルエンザワクチンはあまり効果が期待できないことになります。

まったく新しいタイプのｍＲＮＡワクチン

１９８５年、30歳の１人の女性化学者がハンガリーから追われるようにアメリカのフィラデルフィアに渡ってきました。彼女は娘のテディベアに全財産の１０００ドルを忍ばせていたそうです。彼女の名前はカタリン・カリコ。メッセンジャーRNA（mRNA）ワクチンの生みの親として、今では広く知られている人です。カリコ博士は2023年、アメリカ・ペンシルベニア大学で共に研究していたドリュー・ワイスマン博士とノーベル生理学・医学賞を受賞しました。

カリコ博士は、mRNAを医薬品として使えるようにしようと研究を行っていました。しかしmRNAそのものを細胞に注入すると、細胞はそれを異物と認識して強い炎症反応を起こします。ウイルスが侵入してきたのと同じ状況です。カリコ博士は、この炎症反応を回避する方法を開発したのですが、最初は誰もその重要性を理解してくれませんでした。研究費も削減され、また研究員としての職を失いそうになりました。そんなとき、mRNAをがん治療に応用しようとしていたドイツのベンチャー企業、ビオンテックから誘いを受け、ドイツに渡って副社長として研究を続けることになりました。

これまでは、弱毒化した病原体や、不活化した病原体、あるいは精製した抗原タンパク質にアジュバントを加えたものが、ワクチンとして使われてきました。新型コロナウイルスに対して、ファイザー社とビオンテック社が共同開発したワクチン、またモデルナ社が開発したワクチンは、「mRNAワクチン」というまったく新しいタイプのものです。これを解説するとなるとそれだけで1冊の書物になるので、本書ではそのさわりだけを紹介します。

病原体のmRNAは、通常は病原体のDNAから転写されてつくられ、細胞質内でタンパク質に翻訳されます。DNAとタンパク質をつなぐメッセンジャーとして働くのです。そこで抗原タンパク質をコードするmRNAを細胞内に送り込めば、その情報をもとに抗原タンパク質がつくられて免疫が誘導されます。RNA型ウイルスに対するワクチンの場合は、ウイルスのRNAの代わりに人工的につくったmRNAを細胞に送り込めばいいので、原理は単純です。

しかし、それを実現するには、多くの困難を乗り越える必要がありました。1つは、mRNAは生体内では酵素によってすぐに壊されてしまい非常に不安定であることです。もう1つは、投与したmRNAがトル様受容体（TLR）やRIG－Iといった細胞のRNAセンサーに感知され、アジュバント効果が強く現れて自然免疫が激しく活性化され過ぎ、サイトカインストームを起こしてしまうことです。

これらの問題をカリコ博士は、mRNAの構成成分の一つであるウリジンという物質を、修飾されたウリジン（シュードウリジン）に置換することで解決しました。修飾されたウリジンを含むmRNAは、RNAセンサーに認識されにくかったのです。ただし、まったく認識されないわけではなく、強い獲得免疫を引き出すだけのアジュバント活性はあります。一方で、ほかのワクチンに加えられているアジュバントよりも強いので、副反応も強いと考えられます。

しかし、修飾されたウリジンに置換しただけでは、mRNAは体内で酵素によってすぐに壊されてしまいます。mRNAが細胞に取り込まれてタンパク質に翻訳されないと、ワクチンとして

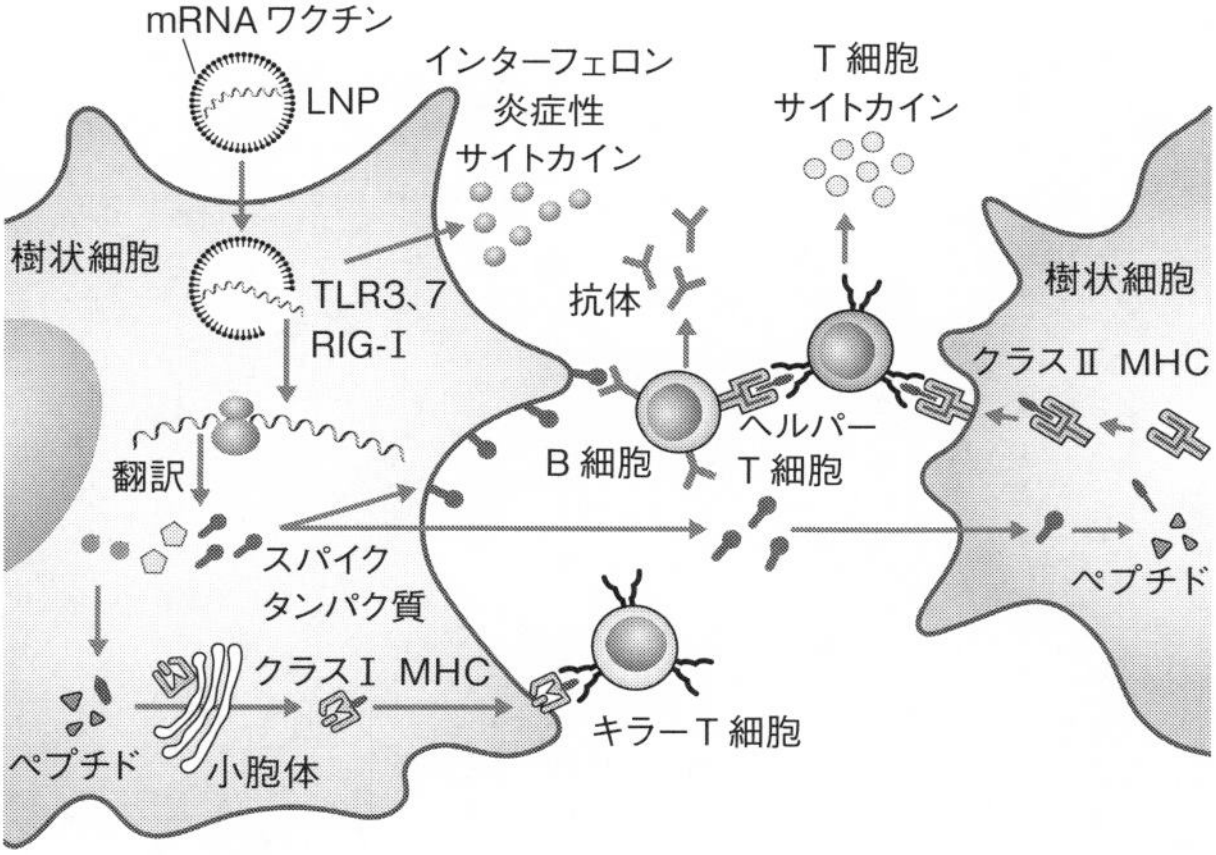

図 3-5　**mRNAワクチンによる免疫活性化**

の価値がありません。これを可能にしたのが、ｍＲＮＡを包み込む脂質ナノ粒子（lipid nanoparticle：ＬＮＰ）です。ｍＲＮＡが爆弾ならば、ＬＮＰはそれを運ぶロケットのようなものです。

ＬＮＰは想像以上の効果をもたらしました。ｍＲＮＡは体内で分解されることなく細胞内にまで入り、タンパク質がつくられました（図３－５）。そのタンパク質から切り出された抗原ペプチドは、樹状細胞によって抗原提示が行われ、Ｔ細胞性免疫を強く活性化したのです。ＬＮＰにもアジュバント活性があり、ｍＲＮＡとともに自然免疫も活性化します。このために抗体のみならず、強力なヘルパーＴ細胞とキラーＴ細胞を誘導することができました。

この点が、病原体のタンパク質の一部を投与するコンポーネントワクチンとの大きな違いです。コンポーネントワクチンの場合、投与された病原体のタンパク質の一部は、細胞に取り込まれてペプチドにされた後、クラスⅡ MHCに結合して細胞表面へ運ばれます。クラスⅡ MHCが抗原提示を行う相手は、ヘルパーT細胞です（図2－7）。キラーT細胞に対して抗原提示を行うのはクラスⅠ MHCなので、コンポーネントワクチンはキラーT細胞を活性化する能力が低いと考えられています。

mRNAワクチンの場合は、細胞内でmRNAからタンパク質がつくられます。そのタンパク質はペプチドにされた後、クラスⅠ MHCに結合して細胞表面へ運ばれ、キラーT細胞を活性化できるのです。

新型コロナウイルス感染症のワクチンには、mRNAワクチン以外のものもあります。ジョンソン・エンド・ジョンソン社やアストラゼネカ社が開発したもの、ロシア製のスプートニクVは、mRNAワクチンではなく、アデノウイルスベクター型です。アデノウイルスというDNA型ウイルスに目的のタンパク質の情報を持つDNAを組み込み、接種します。アデノウイルスは細胞に感染し、細胞の中で目的のタンパク質がつくられます。アデノウイルスベクターは、実験室ではマウスなどの動物にタンパク質を大量に発現させせるために、古くからよく使われてきたものです。

アデノウイルスベクターの良い点は、細胞へのＤＮＡ導入効率が極めて高いことと、タンパク質の発現量が極めて多いことです。またワクチンとして使用されるアデノウイルスは細胞内で複製できないようにされているので、体の中で広がることはありません。もともとがウイルスということもあって、強い自然免疫と獲得免疫を誘導することも期待されています。しかし現実には、血液中に含まれる抗体の量を示す抗体価や、感染を阻止する効果などが、ｍＲＮＡワクチンよりもやや劣るようです。また血栓などの副作用も懸念されています。

ワクチンの効果はどの程度続くのか

一般的な感染症では、免疫記憶はどの程度維持されるのでしょうか。これについては完全にはわかっていません。抗原（病原体やワクチン）によっても異なり、短いもので半年、長いものだと麻疹のように生涯続くといわれるものもあります。最近の報告では、適切に抗原刺激を繰り返せば、記憶Ｔ細胞はほぼ無限に、いつまでも維持できるといわれています。長期間維持できるワクチンの場合、ワクチン接種後、無症状で気が付かないような感染を繰り返しているか、あるいはヘルペスウイルスのように体のどこかにウイルスが潜み維持されていて、記憶細胞は常に刺激を受けリブート（再起動）を繰り返しているのかもしれません。

新型コロナウイルスのｍＲＮＡワクチンによる免疫記憶について、いくつかのデータが出ています。まず特徴的なのは、mRNAワクチン接種で得られる抗体価は、通常の感染で得られる抗体価の10倍以上あるということです。しかし抗体は、長続きはしません。

図3-6に、新型コロナにおけるワクチン接種後の抗体価と記憶T細胞の数を示します。mRNAワクチンが登場したとき、「これでコロナ禍から解放される」とみんなが思いました。ところがワクチン接種から数ヵ月もすると抗体価は低下し、半年くらいでゼロに近いレベルにまで低下しました。これでは感染を阻止できません。それで感染症の専門家や厚生労働省は「3回、4回、いや5回も6回も打て」と言い出しました。「ワクチンは感染を抑える」と言っていたのが、いつの間にか、ワクチンは「感染そのものを抑えないが重症化を抑制する」と言うようになりました。それは、実はまったく正しい認識です。しかし、5回も6回も打った方が良いという根拠はまったくありません。

ワクチン接種後に感染するいわゆるブレークスルー感染や、3回目のワクチン接種によって、初回以上に抗体価が素早く上がることがわかりました。つまり、これまで言われてきたようにワクチン接種による免疫記憶は確かに存在し、感染もしくは3回目のワクチン接種によってリブートされたのです。

B細胞は、抗原や自然免疫の刺激を受けると、抗体を産生するプラズマ細胞に分化します。プラズマ細胞は短命で半年で消えて行きますが、記憶B細胞は長命で、少なくとも8ヵ月以上、お

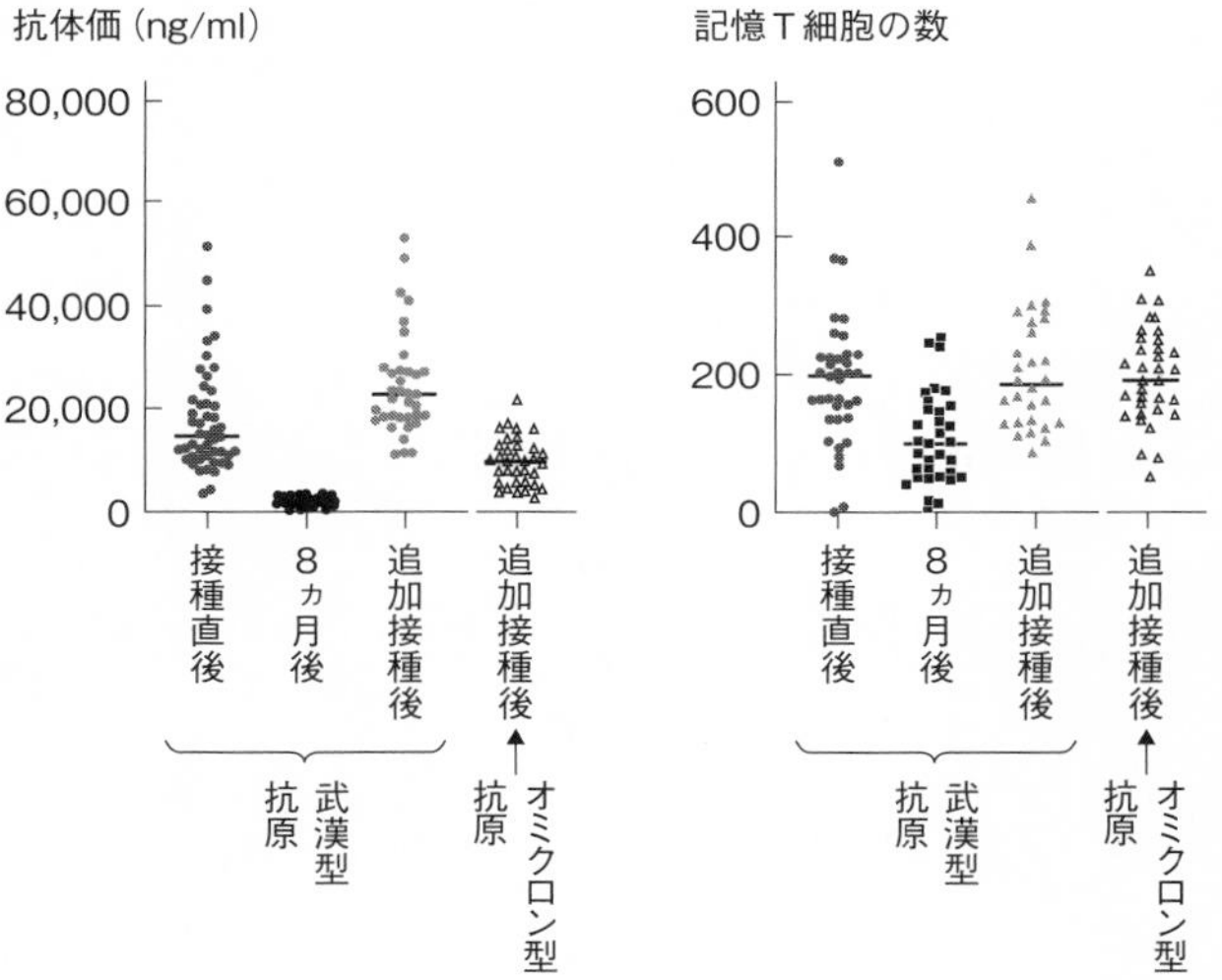

図 3-6　新型コロナウイルス感染症ワクチン接種後の抗体価と記憶T細胞の数（Setsuko Mise-Omata et al., *Journal of Immunology*, 2022を改変）

そらく1年以上は十分な数が生存していて、再度の刺激で再び増殖して、さらに多くの抗体をつくり始めるのです。

　では、数年後も免疫記憶は維持されているのでしょうか。それはまだわかりません。多くの国で、2回目のワクチン接種からしばらくすると、「抗体価がゼロになった」と慌てて3回目のワクチン接種を推奨しました。その後、主流となったのが比較的軽症で済むオミクロン株だったことで、感染しても軽症すぎて気が付かない例が増えました。そのために、2回目のワクチン接種から1年、あるいは2年たって記憶B細胞がどの程度残っているのか、正しく検証することが難しくなっているからです。

記憶T細胞はどうでしょうか。記憶T細胞は記憶B細胞よりも長生きすると、以前から言われてきたのですが、ヒトで実際にどうかは、実はよくわかっていませんでした。私たちの検討では、抗体と違って、ワクチン接種8ヵ月後でも記憶T細胞の数は、接種直後の半分程度が残存していました（図3－6右）。記憶T細胞は、長生きし、重症化を抑制するには十分な数が残っていると思われます。

質の高い「ハイブリッド免疫」の獲得

ブレークスルー感染した人たちを対象とした研究から、ワクチンを接種してから感染すると、より質の高い、かつ広く多様な変異株に対応できる免疫が得られることが報告されています。これは「ハイブリッド免疫」と呼ばれています。つまり、ワクチンを2回接種してオミクロン株に感染したら、極めて強力な免疫記憶が得られて、今後出現するであろう未知の変異株に対しても恐れる必要がない、ということになります。もちろん、あらゆる感染が生命の危機につながる高齢者や重症化リスクの高い人は別です。これは免疫記憶とは別の問題で、第7章で取り上げます。

かく言う私も3回目のワクチン接種後に感染したらしく、抗体価が突然10倍に跳ね上がりました。らしく、というのは喉が少し痛いな、という感覚はあったものの発熱もなく、ほぼ普段通りに過ごせたからです。接種したワクチンは武漢株に対応したものでしたが、このとき得られた抗体はオミクロン株に対しても十分反応し、しかも感染して1年半後も、ある程度の抗体価が維持されていました。一人の経験から軽々しく判断することはできませんが、少なくとも提唱されているハイブリッド免疫の一つの例といえるでしょう。

まとめると、新型コロナウイルス感染症ワクチンによる免疫記憶は、少なくとも1年程度は維持され、実際の感染や再度のワクチン接種でリブートされます。ワクチン接種は1年に1度、実際に感染した人は数年に1回でよく、健康な若者であればオミクロン株のような軽症なウイルスに対して追加でワクチンを打つ必然性はないでしょう。3ヵ月に1度など頻回に打つ方が良いとする免疫学的な根拠は、まったくありません。むしろ免疫学的にはワクチンの頻回投与は、第4章で述べるように、アジュバントによる副反応や抗体による病気を引き起こすリスクが高いのです。

3・3 変異して免疫をすり抜けようとする

ワクチン接種によって2021年夏ごろからしばらく新型コロナウイルス感染の流行が下火になり、欧米諸国では規制を撤廃しようとする動きが出てきました。ところが2021年11月にオミクロン株が出現し、ワクチンを接種していても感染する例、いわゆるブレークスルー感染が爆発的に増えました。

ウイルスは、複製過程で突然変異によってさまざまな亜株を生み出します。ワクチン接種によってできた抗体に中和されるような株は淘汰され、抗体が中和しにくい株が増えていきます。

最初のワクチンは、武漢で発見された株をもとにつくられています。この武漢株に対する抗体は、デルタ株をある程度、中和可能です。しかし、オミクロン株はスパイクタンパク質に30ヵ所以上の変異が入り、もはや武漢型のワクチン接種によってできた抗体には、ほとんど中和効果がない状態です。しかもオミクロン株は、感染力がデルタ株より強まっています。

しかし幸いなことに、オミクロン株は従来の株よりも致死率が大幅に低下しました。さらに重要なことは、ワクチンで得られた記憶T細胞は、オミクロン株に対しても、ほかの株とほとんど遜色なく反応する、ということです。

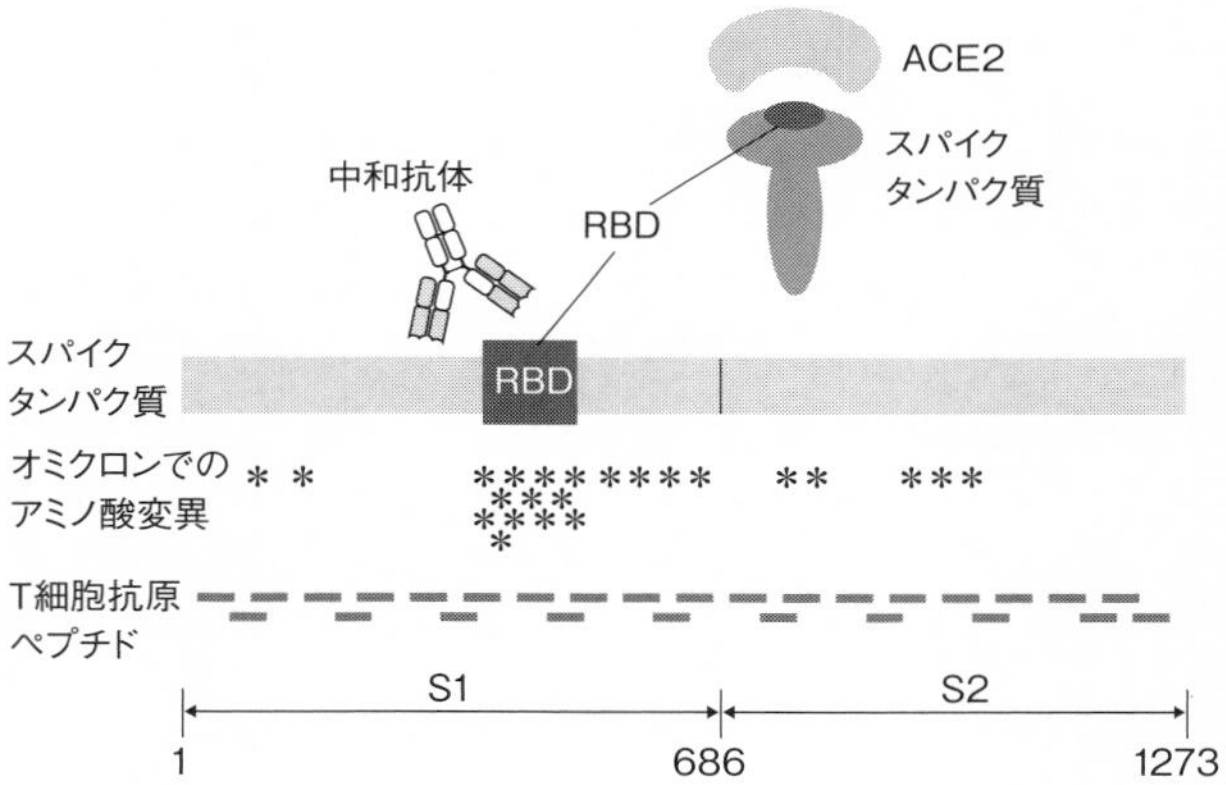

図 3-7　**抗体とT細胞が認識する新型コロナウイルスの部位とウイルスの変異位置**

オミクロン株に対して抗体の効果は下がるのに、T細胞記憶は変化がない仕組みを図3-7に示しました。ウイルスが細胞に感染する際、スパイクは細胞の表面にあるACE2というタンパク質に結合します。そして感染を防御する抗体の多くは、スパイクとACE2との結合に関わるRBD(receptor-binding domain）という部分に結合します。オミクロン株では、アミノ酸が置換された変異がRBDの部分に集中しています。そのために武漢株をもとにしたワクチンで得られた抗体は、オミクロン株に対してあまり有効ではありません。またワクチンで得られた抗体は思った以上に体内に残らず、ワクチン接種後半年もすると血液中の抗体価はほぼゼロに近くなります。

一方、T細胞は、アミノ酸が1300個ほど連なったスパイクタンパク質から切り出された、アミノ酸9~25個程度の長さのペプチドを認識します。その種類は極めて多く、T細胞はスパイクのどの部分でも認識できることになります。したがって、その中に少々の変異があっても、武漢型ワクチンで得られた記憶T細胞は、オミクロン株のスパイクも十分認識できるのです。

さらに、抗原ペプチドはMHCに結合するアミノ酸の部分とTCRに認識されるアミノ酸の部分から成り、それらがある程度似たアミノ酸の置換（例えばアラニンからバリンなど）ならば認識できます。つまりT細胞のTCRによる抗原の認識は、抗体よりもかなり甘いのです。私たちの研究でも、記憶T細胞は武漢株にもデルタ株にもオミクロン株にもほぼ同等に対応できることが示されています（図3－6右）。前に述べた、感冒コロナウイルスに対する記憶T細胞が新型コロナウイルスに交差する原理と同じです。

また抗体と違って記憶T細胞は、8ヵ月たっても半分以上残っています。オミクロン株の感染でも重症者、死亡者が増えなかったのには、ワクチンによるT細胞性免疫の効果も無視できないと考えられます。逆に、たとえオミクロン株でも、免疫記憶ができにくい高齢者や基礎疾患のある人の死亡リスクが高いことは注意すべきでしょう。年齢と免疫については第7章であらためて解説します。

人類が新型病原体による感染症を克服するには、2つの方法しかありません。1つ目は、ウイルス自体が弱毒化すること。2つ目は、人類の側が感染もしくはワクチンによって免疫を付けることです。集団免疫もこの考え方の一つです。

ウイルスは変異を繰り返し、免疫を逃れようとします。その際に強毒化することは普通は考えられません。宿主を殺してしまっては、その変異ウイルスが広がることができないからです。かつて猛威を振るったスペイン風邪もそうでした。ウイルスの弱毒化とワクチンや感染による人類の免疫の付与によって、新型コロナウイルス感染症も「普通の風邪」として落ち着こうとしています。

ワクチンには副反応がついて回る

ワクチンの良い面ばかりを取り上げてきましたが、ワクチンは副反応や副作用を避けて通れません。弱毒生ワクチンの場合、弱毒化しているとはいえ、ごくごくまれに強毒型に戻ることがあります。日本では最近までポリオワクチンは生ワクチンでしたが、数十万~百万接種につき1回の割合で、小児まひを発症することがあるとされています。現在では、不活化ワクチンに代えられています。

ｍＲＮＡワクチンやコンポーネントワクチンに添加されているアジュバントには、自然免疫を活性化する機能があることは説明しました。ワクチン接種後の発熱や頭痛、倦怠感といった副反応は、自然免疫の活性化によるものです。これらは多くの場合は生命に関わるほどではありませんが、人によっては感染したときと同様に、心筋炎や血管炎を起こすことがあります。さらには、サイトカインストームが起きる可能性があります。またサイトカインストームにはリンパ球を減少させ、獲得免疫系を弱める作用があります。そのため接種後に帯状疱疹を発症しやすくなったり、新型コロナウイルスを含め感染症にかかりやすくなったりします。

これまでに日本では、２０００人程度がワクチン接種直後から異常をきたして死亡しています（ただし公式に因果関係が否定できないとされたのは２０２３年12月現在３８０例ほど）。実は、実験に使われるマウスなどの齧歯類に比べると、ヒトは自然免疫の刺激に敏感なのです。

例えば、細菌の持つ発熱成分であるエンドトキシンの致死量は、ヒトでは体重１キログラム当たり５～20ナノグラム（ナノグラムは10億分の１グラム）とされていますが、マウスはその１０００倍の量を注射しても死にません。おそらく病原体センサーの感受性や、自然免疫応答が異なるのでしょう。したがってアジュバントによる副反応は、動物実験だけでは予想がつかないことがあります。

さらに、ワクチンによってできる抗体が、危険性の高い副反応を引き起こす場合があります。抗体依存性過敏症とも呼ばれるアレルギーです。これにはⅠ型からⅢ型までありますが、ワクチンの副反応として特に問題になるのはⅠ型アレルギーです。

Ⅰ型アレルギーは、花粉症やアトピー性皮膚炎のような、一般にも馴染みの深い免疫応答です。しかしワクチン投与後、急激に現れる反応の主体でもあります。重篤な場合、アナフィラキシーショックと呼ばれる激しい全身のアレルギー症状を起こすことがあります。その主な原因となる抗体はＩｇＥです。ＩｇＥは、ＩｇＭからクラススイッチの機構で生まれます（図１－５参照）。ｍＲＮＡワクチンの効果は著しく、自然感染よりも多い、ものすごい量の抗原と抗体がつくられます。それが最初の武漢株に対して95％以上の感染阻止効果が得られた理由でもあると思います。ただし、それがⅠ型アレルギーを引き起こすこともあるのです。

通常のアジュバント効果は、ＩｇＭからＩｇＧへのクラススイッチを誘導します。しかしまれに人によってはＩｇＭからＩｇＥへのクラススイッチが起きるのです。ＩｇＥがつくられると、ワクチンの追加接種によってアナフィラキシーが起きることがあります。ＩｇＧでも、抗原－抗体複合体が組織に沈着し、血管炎や腎炎を引き起こすこともあります。それは分類ではⅡ型あるいはⅢ型アレルギーになります（第４章参照）が、実際に血栓や心筋炎の報告も多数あります。ワクチンに含まれる保存剤（ポリエチレングリコールなど）も抗原になり得ます。

3・4 リスクとベネフィット

一般的な免疫学の法則として、短期間に抗原を頻回に投与すると、免疫のブレーキが強く働いて抗体産生やT細胞を抑制する可能性があります（第4章で詳しく解説します）。このため、短期間での4回目、5回目のワクチン接種は、長い目で見たときにどこまで有効かは、研究の必要があります。

また、65歳未満の人のオミクロン株での死亡率は0・01％以下です。ワクチンの副作用による死亡率は正確に報告されていませんが、厚生労働省のホームページではファイザー社のワクチン接種後の死亡例は100万回当たり6・3件という数字が出されています（ただし直接の因果関係が証明されていない数も含むと思われます）。

これに対してインフルエンザウイルスワクチン接種後の死亡例は、100万回当たり約0・1件といわれています。2023年12月現在、公式に新型コロナウイルスのワクチン接種との因果関係が否定できない、とされる死亡者は380人くらいおられます。新薬の臨床試験は1人でも死者が出れば中止になることが多いので、この数は異常に多いと言わざるを得ません。

ワクチンには副反応が必ずついて回ります。慎重にリスクとベネフィットを考慮して、接種を決める必要があります。ワクチンの追加接種は年1回と言っていた世界保健機関（WHO）も2023年3月に「60歳未満の健康な成人は追加接種を推奨しない」と方針を転換しました。追加接種するにしても、私は、追加接種はインフルエンザワクチンのような安全性が担保されているコンポーネントワクチンやアジュバント効果の少ないものに変えていくほうがいいと思います。

インフルエンザウイルスワクチンのように「重症化を抑える」ことを主目的とするならば、アジュバントは不要なのです。頻回投与も意味がありません。そもそもオミクロン株は、基礎疾患のない60歳未満の人にとって重症化を抑制しなければならないようなウイルスではなくなりました。またハイブリッド免疫の箇所で触れたように、ワクチンを接種した後にブレークスルー感染した人は、当分ワクチン接種の必要はないと考えられます。

ＷＨＯの「60歳未満の健康な成人は追加接種を推奨しない」との宣言は、なぜか広くは報道されませんでした。新型コロナのパンデミックで明確になったことの一つは、感染症の専門家といわれる人たちですら免疫学を理解していないことがある、ということです。一人一人が免疫学をしっかり学んで「自分の頭で合理的に判断する」ことが極めて重要です。免疫は病気を防ぐ重要な役割をもつものですが、免疫が病気を起こすこともあります。次章ではそれについて見ていきましょう。

第4章

自己を攻撃する免疫
――アレルギーはなぜ起こるのか

4・1 自己を攻撃しないはずの「免疫」が……

ここまで新型コロナウイルスなどの感染症を題材に免疫応答の仕組みを見てきました。免疫の重要な役割は、病原体や感染細胞の排除です。しかしサイトカインストームのように過剰な免疫、もしくは無秩序な免疫は、かえって有害なことがあります。

免疫が起こす病気として身近なのは、花粉症や食物アレルギー、アトピー性皮膚炎などのアレルギー疾患ではないでしょうか。今や3人に1人は何らかのアレルギー疾患を持っているといわれ、患者数は増加し続けています。アレルギー疾患の患者数が増えている原因は、さまざまだと考えられています。詳細は専門書に譲るとして、ここでは、いったいなぜアレルギー（過敏症ともいいます）が起きるのか、その基本原理を解説します。

免疫が反応すべき物質は本来、病原体やがん細胞など体に有害なものに限られます。花粉やダニ、食物といった異物であっても、私たちの体に有益もしくは無害なものには、普通、免疫は反応しません。また自分自身はもちろん、妊婦であれば胎児にも、免疫は反応してはいけません。免疫が応答しない状態のことを「免疫寛容」といいます。

免疫機構は本来、病原体を排除して病気にならないために発達したものです。ところが免疫寛容が破綻すると、同じ免疫機構が自分自身や無害なものに反応してしまい、病気になります。それが「免疫疾患」です。花粉やダニ、食物など本来反応してはいけない外来の異物に反応してしまった場合は「アレルギー疾患」、自分自身の分子に反応してしまった場合は「自己免疫疾患」と呼んでいます。自分自身の分子に反応する抗体を「自己抗体」と呼び、タンパク質のほか核酸や脂質、糖鎖など、さまざまな分子が抗原になり得ます。

4・2　4つのアレルギー反応

本来反応しない外来物質や自己の分子などに対して起きるアレルギー反応は、Ⅰ型からⅣ型に分類されています（図４－１）。

前章でも少し触れましたが、一般的な花粉症はⅠ型アレルギー反応によって引き起こされます。その原因はＩｇＥという種類の抗体です。ＩｇＥはＢ細胞がつくりますが、その指令を出すのはヘルパーＴ細胞です。ＩｇＥを誘導する場合は、ヘルパーＴ細胞の中でも2型ヘルパーＴ細胞（Ｔｈ2細胞）が司令塔となっています（ヘルパーＴ細胞の分類については後述します）。

ＩｇＥは、つくられた後に肥満細胞（マスト細胞）や好酸球の表面にある高親和性ＩｇＥ受容

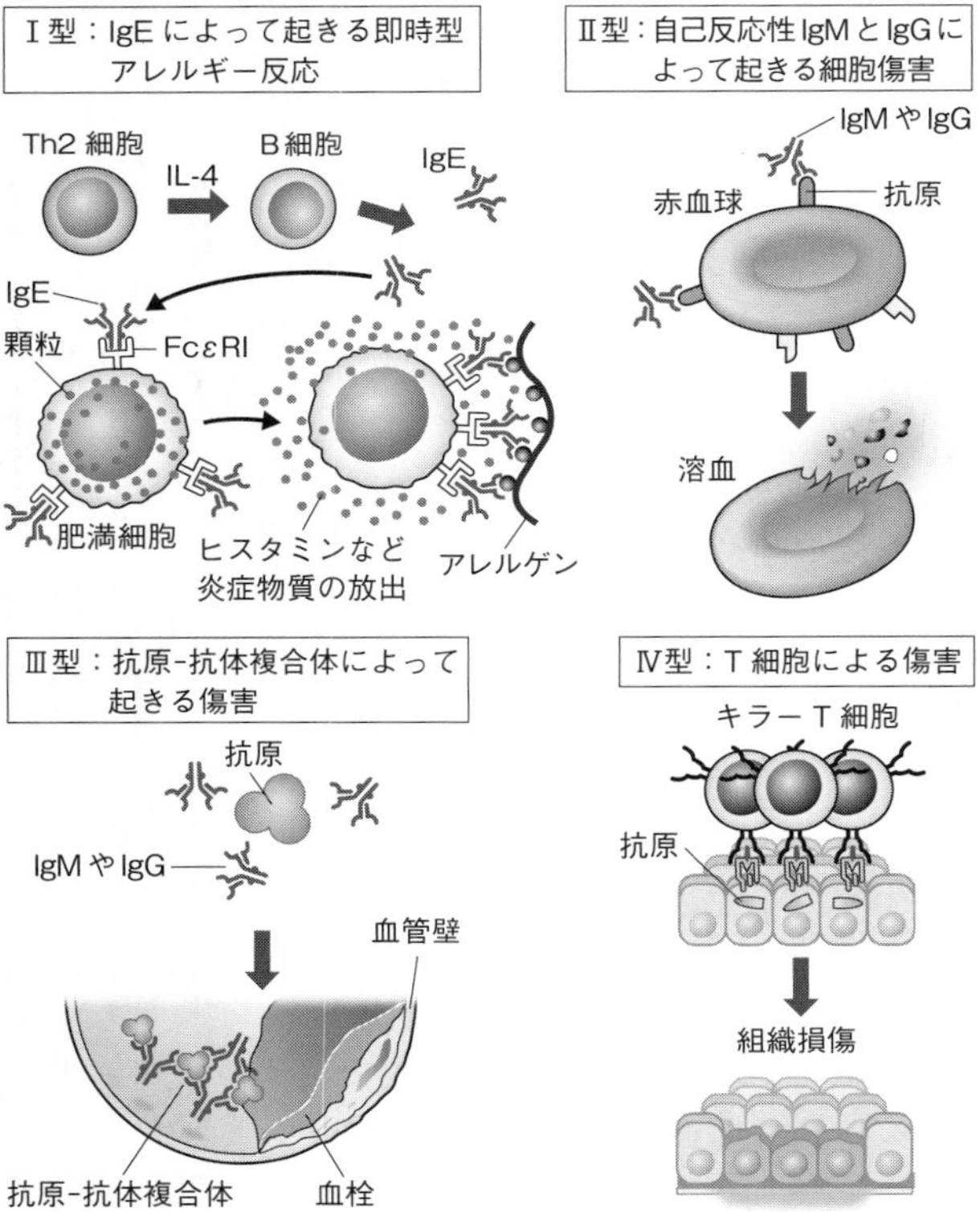

図 4-1　**アレルギー反応の分類と関連する免疫疾患**

体（FcεRI）に結合した状態で存在しています。Ⅰ型アレルギー反応を引き起こす抗原を「アレルゲン」と呼びます。ＩｇＥがアレルゲンを認識すると、肥満細胞や好酸球の中にある顆粒から、ヒスタミンやプロテアーゼなどの炎症や血管拡張、かゆみを引き起こす物質が細胞外に放出されます。

肥満細胞は、炎症物質が入った顆粒を細胞質に大量に蓄積していることから、「肥満」と名付けられました。体の肥満とは関係ありません。肥満細胞はアレルゲンを感知してから素早く反応してアレルギー物質を放出するので、Ⅰ型は「即時型アレルギー反応」とも呼ばれます。炎症物質が放出されると、血管が拡張し、浮腫が起き、かゆみを感じます。

即時型アレルギー反応が全身で一斉に起きると、血圧や体温の低下、呼吸困難、意識障害が見られ、アナフィラキシーショックとなり、場合によっては生命を脅かす危険な状態になることもあります。

即時型アレルギー反応を引き起こすＩｇＥがつくられやすい、というタイプの人もいます。いわゆるアレルギー体質です。その場合、アレルギー反応が頻繁に起きたり、反応が激しくなってアナフィラキシーショックになったりします。アレルギー体質の原因はまだ完全には解明されていませんが、環境や腸内細菌の影響、遺伝的な背景の違いなどによって、ＩｇＥができやすくなると考えられています。

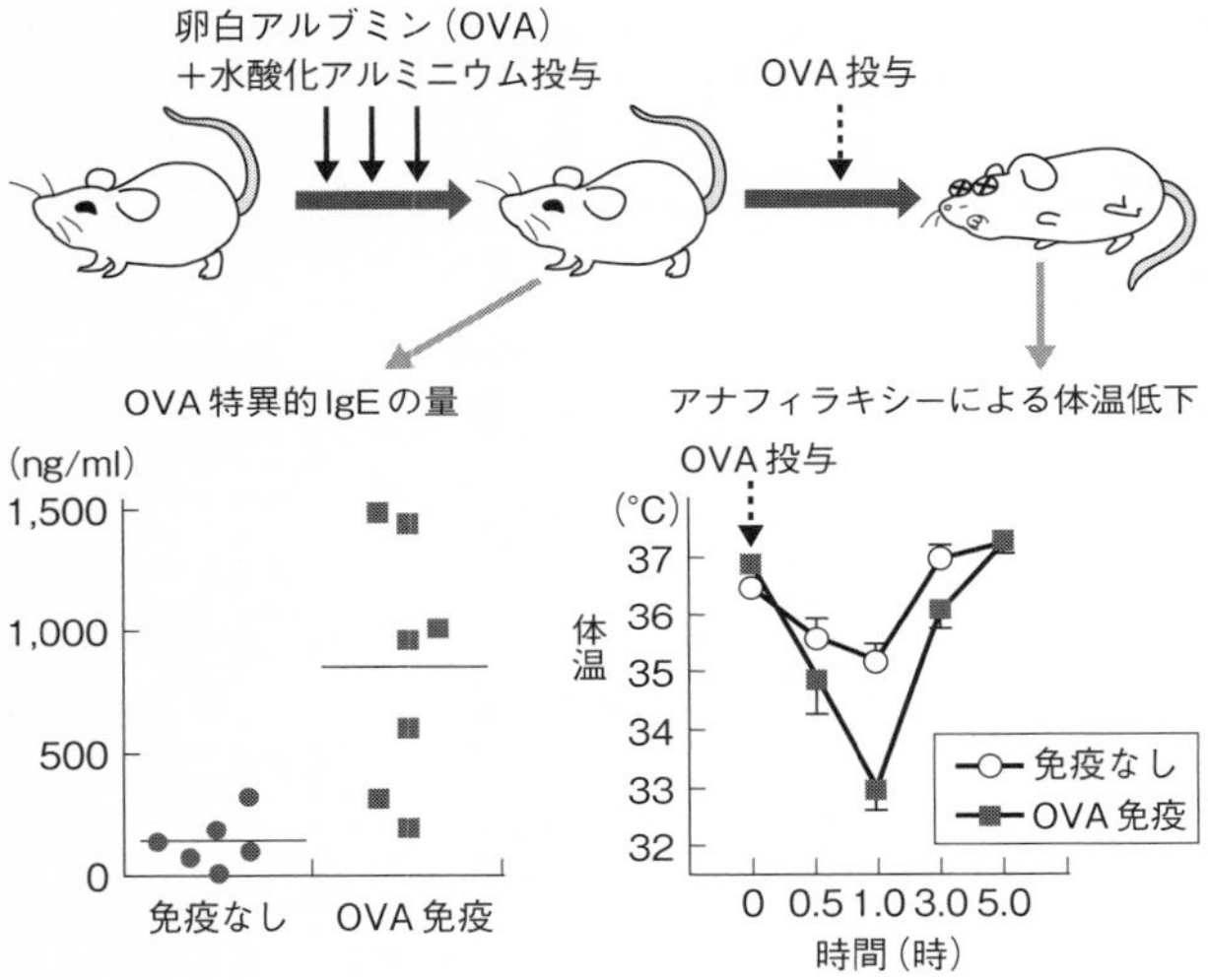

図 4-2　**卵白アルブミン（OVA）によるアナフィラキシーの発症（マウスを使った実験）**

私が勤める慶應義塾大学では、マウスに抗原を注射し、抗体産生を誘導する学生実習を行っています（図4－2）。まず、卵白を構成する主要なタンパク質である卵白アルブミン（OVA）をマウスに3回投与します。このとき、免疫応答を増強させるために、アジュバントとして水酸化アルミニウムを一緒に投与します。3回の投与後に抗体を測定すると、卵白アルブミンに特異的なIgEが産生されていることがわかります。この後、さらに卵白アルブミンを投与すると、マウスの体温が直ちに低下し、死亡することもあります。アナフィラキシーショックを起こしたのです。

ワクチン投与も同じで、いったん免疫が成立してから頻回に抗原が投与されると、体の中で激しい抗原‐抗体反応が起きるので大変危険なことになります。感染症の専門家の方がワクチンを3ヵ月ごとに打つことを勧めることもありますが、免疫学の視点からは慎重に行う必要があると考えます。


Ⅱ型とⅢ型のアレルギー反応は、主にIgMとIgGという種類の抗体で起きます。

Ⅱ型アレルギー反応の典型的な例は、血小板減少症や溶血性貧血です。これは血小板や赤血球に対する抗体ができてしまい、それらが攻撃され壊されるために起きます。なぜ血小板や赤血球といった重要な細胞に対して抗体ができるのかは、完全にはわかっていません。多様な仕組みがあると考えられています。

例えば、前章で出てきた「分子擬態」といって、病原体に対する抗体がたまたま自分自身の分子と似ているために、自己抗体となって自分自身の分子を攻撃する場合もあります。また、抗生物質のペニシリンに対する抗体ができた場合も、赤血球が攻撃されることがあります。ペニシリンは赤血球の表面に結合しやすいため、ペニシリンに対する抗体が赤血球ごと攻撃し、溶血が起きるのです。

Ⅲ型アレルギー反応は、抗原－抗体複合体が血管や臓器に沈着することで起こります。有名なのは腎機能が低下するループス腎炎で、全身性エリテマトーデスの症状として現れることがあります。ループス腎炎の場合は、ＤＮＡ、もしくはＤＮＡが結合したタンパク質と、ＤＮＡに対する抗体が大きな塊（複合体）をつくります。その複合体が腎臓や血管に沈着して腎炎や血管炎が起きます。ＩｇＡと抗原が複合体をつくり腎臓に沈着して腎炎を起こすこともあり、ＩｇＡ腎症として知られています。

第１－５節で取り上げたネフローゼ症候群もⅡ型もしくはⅢ型アレルギーと考えられています。

Ⅳ型アレルギー反応は、主にＴ細胞によって起きます。Ⅰ型からⅢ型は抗体によって起きるため抗体依存性、Ⅳ型は細胞依存性と分けることもあります。Ⅳ型には、１型糖尿病や関節リウマチ、金属アレルギー、セリアック病などが知られています。セリアック病とは、小麦粉などに含まれるグルテンに対するアレルギー性腸炎です。結核菌に対する免疫を持っているかどうかを調べるツベルクリン反応も、Ⅳ型に含まれます。Ⅰ型アレルギー反応が即時型といわれるのに対して、Ⅳ型は遅延型といわれます。その理由は次節で説明します。

アレルギー反応には、外来の抗原に過剰に応答するものと、自己分子に対して応答するものがあります。抗原の種類で大別すれば、外来の抗原（アレルゲン）に対するアレルギー反応がⅠ型で、自分自身の細胞や分子に対するアレルギー反応がⅡ型、Ⅲ型、Ⅳ型です。ただし、Ⅰ型からⅣ型が複合的に起きていることが多く、またⅡ～Ⅳ型でも細菌などの外来抗原を原因とすることがあり、免疫疾患の発症機序や病態を理解するための原則的な分類と考えてください。

4・3 病原体の排除に働く3種類のヘルパーT細胞

免疫疾患を引き起こすアレルギー反応の主役は抗体です。ただし、そこに至るには抗体産生を仕切るヘルパーT細胞の制御不全、特にサイトカインという細胞間の情報伝達を担う物質の作用が大いに関係します。

ヘルパーT細胞は、排除する病原体の種類に応じて主に３種類に分かれます。１型ヘルパーT細胞（Th1細胞）、2型ヘルパーT細胞（Th2細胞）、17型ヘルパーT細胞（Th17細胞）です（図４-３）。それぞれ特徴的なサイトカインを産生することで、それぞれ異なる免疫細胞を活性化し、目的の病原体を排除します。これらの免疫を推進するT細胞を、まとめてエフェクターT細胞と呼びます。

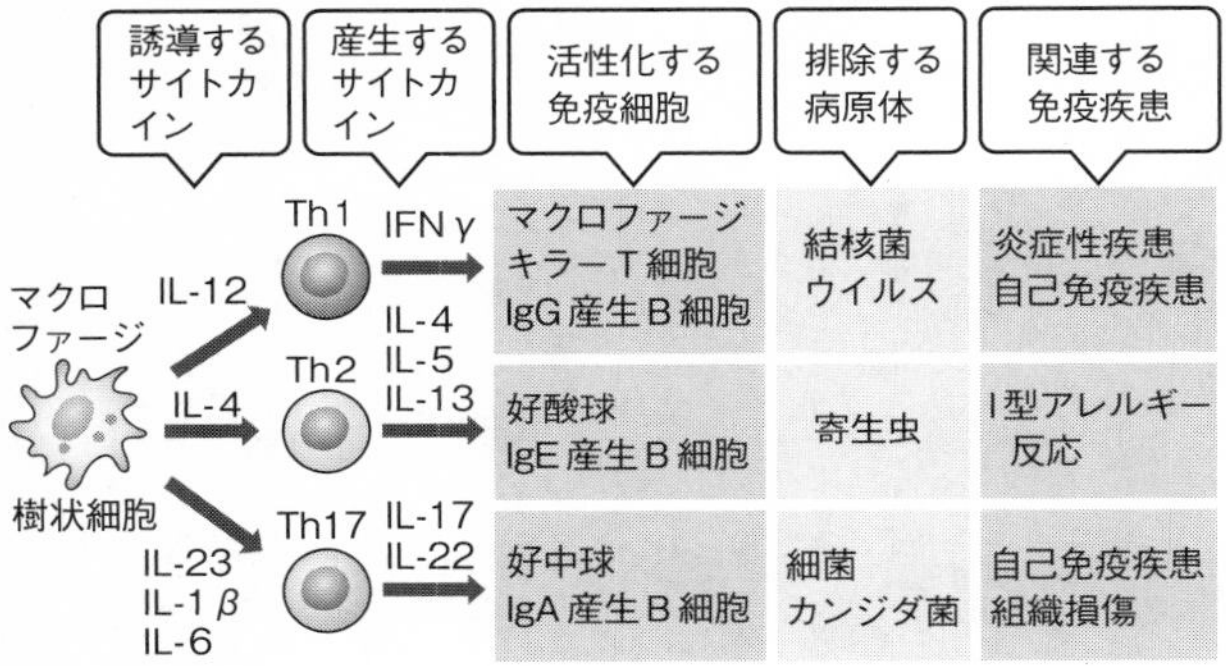

図 4-3　**3種類のヘルパーT（Th）細胞**

細胞内の寄生病原体を排除するTh1細胞

Ｔｈ１細胞が排除するのは、ウイルスや結核菌のような細胞内に寄生する病原体です。Ｔｈ１細胞は、マクロファージや樹状細胞が産生するインターロイキン12（ＩＬ－12）というサイトカインによって誘導されます。そして、インターフェロンγ（ＩＦＮγ）を産生し、マクロファージを活性化して炎症を起こしたり、キラーＴ細胞を活性化して感染した細胞ごと殺したりして排除します。

Ⅳ型アレルギー反応に分類されるツベルクリン反応もＴｈ１細胞が関わっています。ツベルクリン反応で赤く腫れるのは、Ｔｈ１細胞が産生したＩＦＮγによって活性化されたマクロファージが集まってくるからです。マクロファージが活性化されて集まるのに時間がかかるので、遅延型アレルギー反応と呼ばれるわけです。

マクロファージは、炎症を起こしやすいＭ１型と、食作用を起こしやすいＭ２型に分類されることを前述しました。ＩＦＮγや病原体センサーによって活性化されると、Ｍ１型になります。Ｔｈ１細胞は、マクロファージをＭ１型に変化させ、炎症を促進するのです。

またＴｈ１細胞が産生するＩＦＮγは、Ｂ細胞に作用してＩｇＭからＩｇＧへの抗体のクラススイッチを誘導します。ＩｇＧはウイルスなどに対する中和活性の高い抗体です。よってウイルスの排除には、Ｔｈ１細胞が重要なのです。その一方で、Ｔｈ１細胞が過剰になると、激しい炎症が起きたり、自己分子や無害なものにまで反応したりしてしまいます。そのため炎症性疾患や自己免疫疾患に関係が深いと考えられています。

寄生虫の排除を担うＴｈ２細胞

Ｔｈ２細胞は、もともとは寄生虫の排除のために働く細胞です。Ｔｈ２細胞を誘導するにはＩＬ‐４というサイトカインが重要です。Ｔｈ２細胞自身もＩＬ‐４を産生して、Ｂ細胞に作用してＩｇＥへの抗体のクラススイッチを促進させます。Ｔｈ２細胞が産生するＩＬ‐５は、好酸球を増やします。寄生虫は細胞より大きいために、抗体やマクロファージでは太刀打ちできません。

Ｉ型アレルギー反応で説明したように、ＩｇＥは肥満細胞や好酸球の表面にある受容体に結合しています。ＩｇＥがアレルゲンとして寄生虫を認識すると、肥満細胞や好酸球は毒性のある化学物質を放出して、寄生虫を排除しようとします。またＴｈ2細胞は、ＩＬ－13というサイトカインも産生して上皮細胞に粘液をつくらせ、寄生虫を洗い流そうとします。

しかし衛生的になった現代では、寄生虫はめっきり姿を消しました。そこでＴｈ2細胞が、本来は反応しない無害な花粉やダニなどに過剰に反応してしまい、花粉症やアトピー性皮膚炎などのアレルギー疾患が増えていると考えられます。牛乳や卵など、ある種の食物に対してＩｇＥができると、食物アレルギーになります。肥満細胞が放出する化学物質の代表がヒスタミンで、これはかゆみの原因になります。さらに、Ｔｈ2細胞が産生するＩＬ－4やＩＬ－13が、かゆいという感覚を伝える神経を刺激していることもわかってきました。花粉症で鼻水やくしゃみが出るのも、Ｔｈ2細胞からのサイトカインによるものなのです。

Ｔｈ17細胞はないと感染症に。過剰だと免疫疾患に

Ｔｈ17細胞は本来、大腸菌や黄色ブドウ球菌などの細菌や、カンジダなどカビの仲間の真菌を排除するためのものです。Ｔｈ17細胞は、Ｔｈ1細胞やＴｈ2細胞よりずいぶん遅れて２００３年に発見されました。なぜＴｈ3細胞と命名されなかったのか、と不思議に思われるかもしれま

せん。その名前は、すでに別のマイナーなヘルパーT細胞に使われていたため、紛らわしいと考えられたのです。そして、ＩＬ－17というサイトカインを産生することからＴｈ17細胞と命名されました。

ＩＬ－17は、好中球を動員するサイトカインです。好中球は、私たちの消化管内や皮膚表面にいる細菌や真菌を食べて殺菌します。またＴｈ17細胞は、ＩＬ－22という上皮バリア機能を強化するサイトカインもつくります。さらにＩＬ－17やＩＬ－22は、消化管や皮膚の細胞に抗菌ペプチドと総称される小さなペプチドを産生させます。これは一種の抗生物質で、それが菌の表面にくっつくと穴が開き、菌を破壊できるのです。つまりＴｈ17細胞は水際対策を強化する細胞なのです。

またＴｈ17細胞は、直接・間接的にB細胞に作用して消化管や気道で分泌されるＩｇＡへの抗体のクラススイッチを誘導し、感染予防にも働きます。これらのことから、Ｔｈ17細胞がないと、カンジダなどの真菌症や黄色ブドウ球菌の慢性感染症になりやすくなります。

逆に過剰なＴｈ17細胞は、自己免疫疾患やさまざまな組織傷害と関係します。例えば、皮膚の自己免疫疾患である乾癬《かんせん》という皮膚炎において、Ｔｈ17細胞が出すＩＬ－17は症状を悪化させます。そのためＩＬ－17の阻害薬が乾癬の治療に使われています。また動物実験のレベルですが、脳梗塞や腎障害をはじめさまざまな組織の損傷において、ＩＬ－17は症状の悪化に関与し、ＩＬ

－17を阻害することで症状を改善できることがわかってきました。

4・4 アクセルとブレーキのバランス

ここまで大まかに免疫応答を眺めてきましたが、なぜ免疫寛容が破綻して免疫疾患を起こすのでしょうか。それを知るには、さらにもう少し免疫応答の概念を理解する必要があります。自然免疫や獲得免疫の細胞たちは、普段はおとなしい状態を保っています。自己分子や食物、体に日常的に存在する常在菌には反応しません。つまり免疫反応には閾値があって、ある一定の刺激以上にならないと、活性化されないのです。また、病原体などの異物が侵入したときに限り、活性化されたり増殖したりします。病原体の排除が終われば、一部の記憶細胞を除いて、活性化された免疫細胞は死んだり不応答になったりして、普段のおとなしい状態に戻ります。

免疫寛容とは、閾値を超えないように、また仕事が終わったら収束するように、免疫を負に制御する仕組みと同義である、と考えて差し支えありません。ですから免疫疾患は、免疫応答が正しく収束しなかった結果、と捉えることもできます（図4－4）。

では免疫応答は、どのように制御されていて収束するのでしょうか。免疫細胞には寿命がある

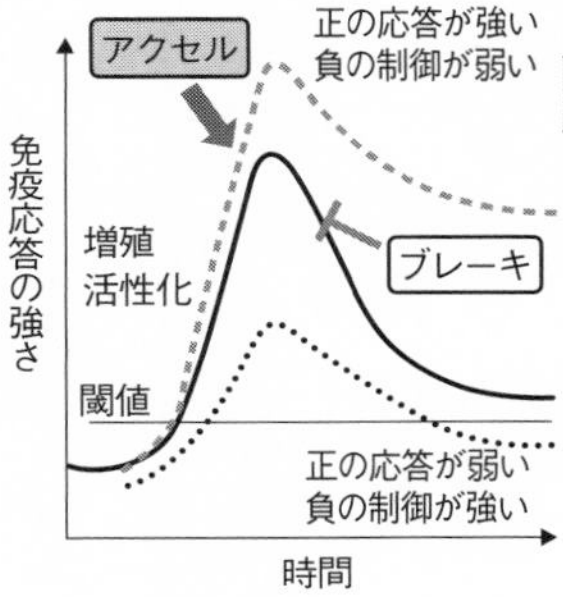

免疫状態	意義	疾患
免疫過剰	感染防御 抗腫瘍免疫	アレルギー 自己免疫疾患 サイトカインストーム 組織損傷
免疫記憶	次の感染に備える	
免疫不全	妊娠状態維持 経口免疫寛容	感染症 がん

図 4-4　**免疫応答を制御する仕組み（概念図）**

ので、異物（抗原）からの刺激がなくなれば自然と収まりそうなものです。しかし実際には、細胞の寿命による制御だけではまったく不十分で、積極的な抑制系、つまりブレーキが必要なのです。

3種類のヘルパーT細胞、Th1、Th2、Th17は、まとめてエフェクターT細胞と呼ばれます。エフェクターとは、効果を与えるもの、作用するもの、といった意味です。このエフェクターT細胞のほか、キラーT細胞や、炎症性サイトカインをつくるマクロファージなどは、免疫制御のアクセルといえます。

免疫応答は、アクセルとブレーキがうまく嚙み合って初めて、有害な異物を排除する一方で、食物など無害なものや自己分子には過剰に反応しない状況がつくれるのです（図4-4）。では、免疫のブレーキとは何なのでしょうか。

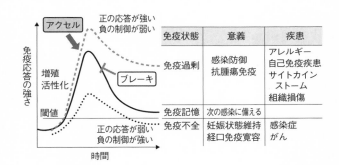

ブレーキ専門の細胞「制御性T細胞」

免疫応答のブレーキシステムは、いくつかのメカニズムによって成り立っています。ここでは話を簡単にするために、T細胞とマクロファージ、樹状細胞に限って解説します。

まず細胞レベルでいえば、ブレーキ専門の細胞がいます。制御性T細胞（regulatory T cell：Ｔｒｅｇ細胞）です。現・大阪大学教授の坂口志文《しもん》博士によって１９９５年に発見されたもので、坂口博士はノーベル賞候補とも言われています。Ｔｒｅｇ細胞は、自己分子に対する免疫応答のみならず、食物や花粉といった非自己抗原に対する免疫応答も抑制していると考えられています。遺伝的にＴｒｅｇ細胞がない人は、重度のアレルギー疾患や自己免疫疾患を発症して、生後数年以内に死亡してしまいます。

では、Ｔｒｅｇ細胞はどのようにして免疫を抑えるのでしょうか。少し専門的になりますが、免疫寛容の分子レベルの理解に必要なので解説します。

Ｔｒｅｇ細胞の性質を決定する最も重要な遺伝子が、Ｆｏｘｐ３です。ある種の致死的な自己免疫疾患の原因遺伝子として発見され、現在ではＴｒｅｇ細胞を生み出し、その機能を担う中心的な遺伝子（そのような遺伝子をマスター遺伝子と呼びます）として知られています。Ｆｏｘｐ３は、Ｔｒｅｇ細胞にＣＤ25、ＣＴＬＡ４、ＩＬ-10、ＴＧＦ-βといった免疫の抑制に重要な

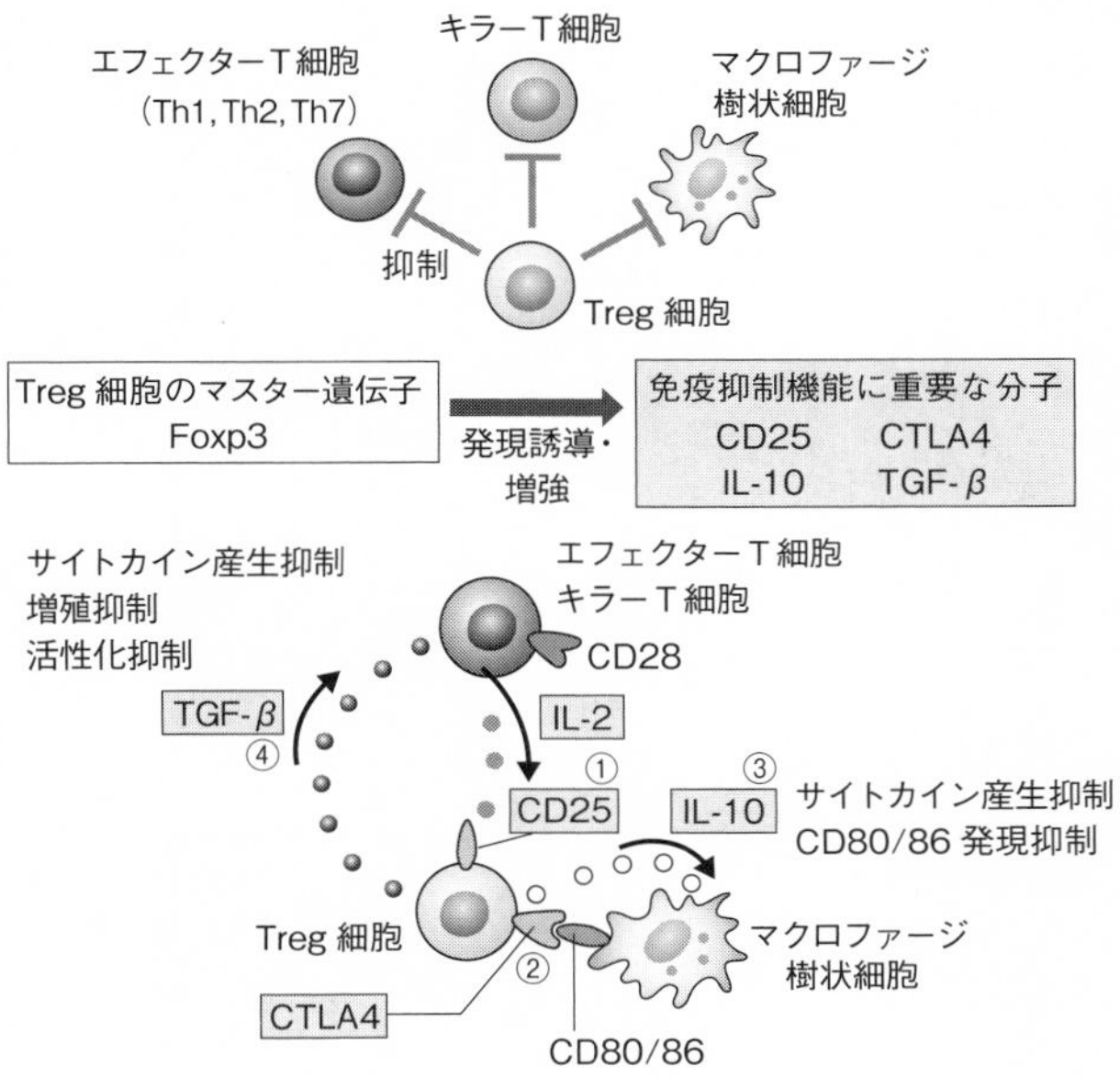

図 4-5　**制御性Ｔ細胞（Treg 細胞）の免疫抑制メカニズム**

分子の発現や分泌を誘導ないし増強します（図４－５）。

ＣＤ25は、ＩＬ－２の受容体の一部です。ＩＬ－２はＴ細胞増殖因子で、エフェクターＴ細胞やキラーＴ細胞はＩＬ－２がＣＤ25に結合することで増殖します。しかし、これらの細胞のＣＤ25は、抗原提示細胞のＭＨＣ－抗原ペプチド複合体がＴ細胞抗原受容体（ＴＣＲ）を刺激し、Ｔ細胞が活性化されてから発現が誘導されます。そのため、エフェクターＴ細胞やキラーＴ細胞が増殖を開始するまでに時間を要します。

一方Ｔｒｅｇ細胞では、常にＣＤ25を強く発現しています。したがってＴｒｅｇ細胞は、ほかのＴ細胞がつくるＩＬ－２を奪って自分が先に増殖することで、エフェクターＴ細胞やキラーＴ細胞が増殖するのを抑制しているのです（図４－５下①）。

エフェクターＴ細胞やキラーＴ細胞の活性化には、ＴＣＲの刺激と同時に、ＣＤ28と呼ばれる分子が刺激される必要があります。ＣＤ28を刺激する相手（リガンドと呼びます）は、樹状細胞やマクロファージに発現しているＣＤ80／86です。Ｔｒｅｇ細胞のＣＴＬＡ４は、ＣＤ80／86にＣＤ28よりも強く結合します。そのためＴｒｅｇ細胞のＣＴＬＡ４は、樹状細胞やマクロファージのＣＤ80／86とエフェクターＴ細胞やキラーＴ細胞のＣＤ28との結合を、物理的に妨害します（図４－５下②）。

ＣＴＬＡ４には、ＣＤ80／86を樹状細胞やマクロファージの表面から引き抜いてしまう作用もあります。つまりＴｒｅｇ細胞が近くにいると、エフェクターＴ細胞やキラーＴ細胞はＣＤ28を刺激してもらえません。免疫応答のアクセルであるエフェクターＴ細胞やキラーＴ細胞が活性化されないため、免疫応答が抑制されるのです。

ＩＬ－10とＴＧＦ－βは、免疫抑制性のサイトカインとして知られています。ＩＬ－10は、主に樹状細胞やマクロファージに作用して、サイトカイン産生やＣＤ80／86の発現を抑制します

（図４‐５下③）。

TGF‐βは、主にT細胞のサイトカイン産生、増殖、活性化を抑制することがわかっています（図４‐５下④）。TGF‐βは、構造的にもシグナルの面でもほかのサイトカインとは大きく異なり、細胞増殖を抑制したりさまざまな組織の線維化を促進したりするなど、多様な作用も持つサイトカインです。ただしここでは、TGF‐βは免疫を抑制するサイトカインの代表と考えてください。

T細胞の活性化を促進する3つのアクセル

このようにTreg細胞は、免疫を抑制するために、いくつものブレーキを使っています。一方、T細胞がフルに活性化されるためには、最低でも3つのアクセルによる3つのエンジンの発動が必要です（図４‐６上）。

メインのアクセルは、MHC‐抗原ペプチド複合体からのTCRへの刺激です。でも、それだけでは不十分なのです。不十分などころか、これだけだとT細胞は不活性化されてしまいます。このことは後で述べます。T細胞を正しく活性化するには、さらにCD28とサイトカインという2つのサブアクセルが必要なのです。

抗原提示細胞のMHC‐抗原ペプチド複合体はTCRを刺激して、細胞内のチロシンキナーゼ

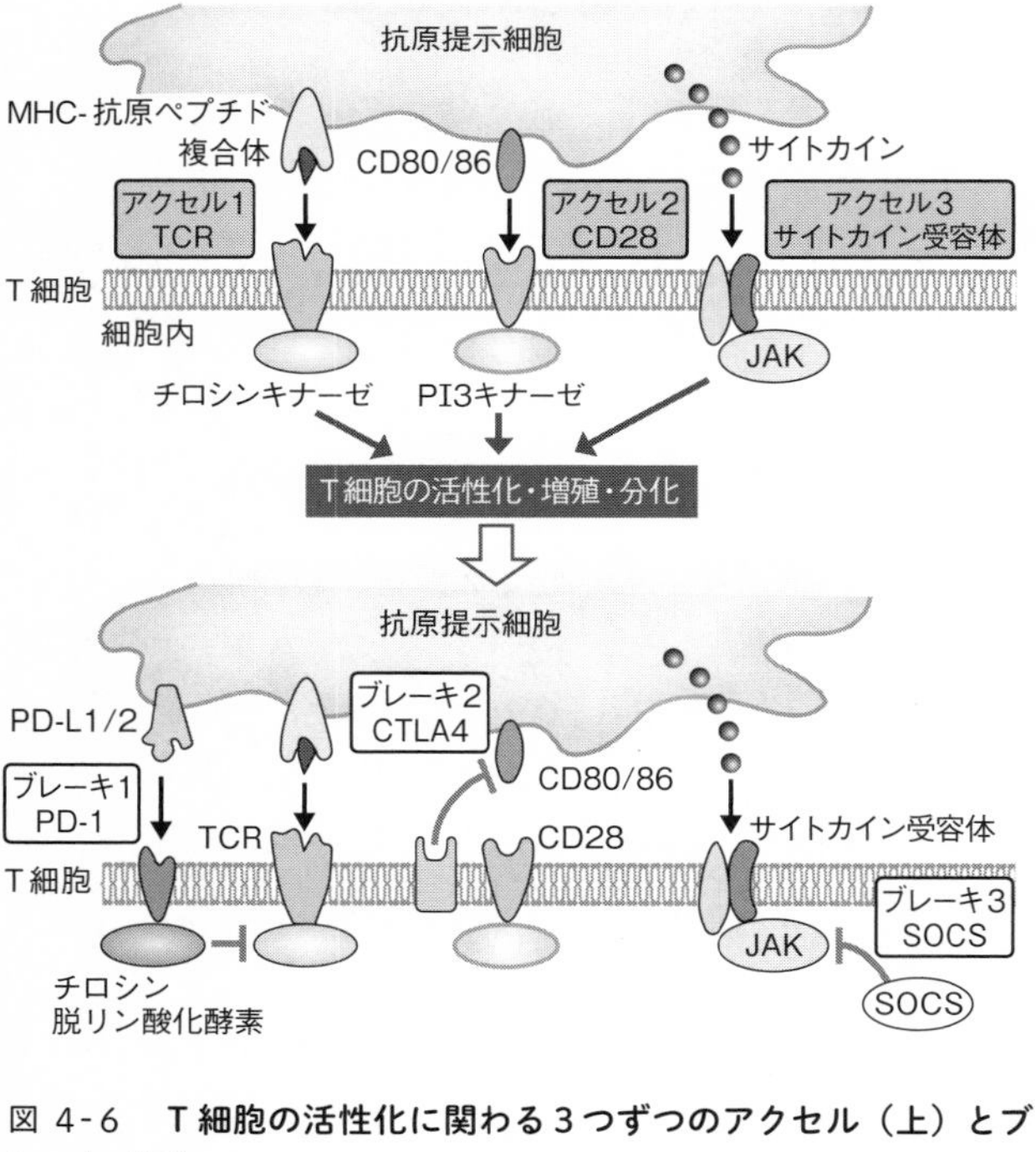

図 4-6　**T細胞の活性化に関わる3つずつのアクセル（上）とブレーキ（下）**

と呼ばれる一群の酵素を活性化します。キナーゼとは、細胞内のタンパク質をリン酸化する酵素です。特にタンパク質のチロシンをリン酸化する酵素をチロシンキナーゼといいます。これがアクセル１のシグナルで、細胞増殖に必要なＣＤ25やＩＬ－２を誘導します。刺激によって生じる細胞内の変化をシグナル伝達（情報伝達）と呼びます。

抗原提示細胞のＣＤ80／86によってＣＤ28が刺激されると、ＰＩ３キナーゼと呼ばれる別のリン酸化酵素を活性化し、Ｔ細胞の生存に必要なアクセル２のシグナルを発生させます。ＣＤ28からのシグナルは「副刺激」とも呼ばれます。

さらに、サイトカイン受容体が刺激されると、ヤヌスキナーゼ（ＪＡＫ）というまた別のリン酸化酵素を活性化し、Ｔ細胞の増殖や分化に必要なアクセル３のシグナルを発生させます。図４－６ではサイトカインは抗原提示細胞から出るように書かれていますが、産生源はさまざまです。例えばＩＬ－２はＴ細胞自身が産生しますし、ＩＬ－12やＩＬ－23は抗原提示細胞の樹状細胞が産生します。前述したように、ＩＬ－２はＴ細胞の増殖に必要なサイトカインです。

Ｔ細胞の活性化を抑制する３つのブレーキ

３つのアクセルシグナルによって３つのエンジンが発動し、ひとしきりＴ細胞が活性化されると、Ｔ細胞の過剰な活性を抑えるために、ブレーキが働いてきます。

アクセル1であるTCRからのシグナルは、チロシンキナーゼ経路を駆動し、細胞内のさまざまなタンパク質のチロシンをリン酸化しました。それに対して、ブレーキ1であるPD－1は、リン酸化チロシンを分解するチロシン脱リン酸化酵素（チロシンフォスファターゼ）をTCRの近くに呼び込みます。それによってチロシンキナーゼ経路を抑えるのです。PD－1のスイッチを入れるリガンドはPD－L1、PD－L2と2種類あり、抗原提示細胞のほか、がん細胞にも発現しています。

ブレーキ2は、CTLA4です。CD28のシグナルを抑制します。Treg細胞も使っている抑制機能に重要な分子です。Treg細胞では常時発現しているのに対し、エフェクターT細胞やキラーT細胞では、刺激が入ってから誘導されます。CTLA4が抗原提示細胞のCD80／86と結合してしまうことで、CD28とCD80／86との結合を物理的に妨害し、アクセル2のシグナルが入らないようにします。

ブレーキ3は、SOCS（suppressor of cytokine signaling）と呼ばれる分子です。SOCSは、サイトカイン受容体やJAKに結合してその働きを抑制します。次章で説明します。

これらのブレーキ分子は、エンジンがかかった後、少し時間がたってからエンジンを止めるために誘導されます。このような、アクセルの作用で誘導されてブレーキをかける制御のことを「負のフィードバック調節」（ネガティブフィードバック調節）といいます。

ただし、ブレーキ分子の発現誘導には時間差があり、ＰＤ－１もＣＴＬＡ４も、Ｔ細胞の活性化の途中で誘導されます。つまりアクセルと同時にブレーキをかけながら少し減速している状態です。免疫を推進するエフェクターＴ細胞やキラーＴ細胞では、ブレーキ分子は活性化後に遅れて誘導されます。この時間差が免疫制御のキモです。

さらに時間がたつと、これら以外のブレーキ（例えばＴｉｍ３、Ｌａｇ３、ＣＤ39など）がたくさん出てきます。それで完全に停止した状態になります。これは「疲弊（exhaustion）」と呼ばれる状態です。第６章で詳しく取り上げます。

では、ブレーキが壊れるとどうなるのでしょうか。その場合、Ｔ細胞の刺激が延々と続くことになり、Ｔ細胞は過剰に増え、サイトカインストームを起こしたり、重度のアレルギー疾患や自己免疫疾患を発症したりすることになります。例えば、ブレーキ３であるＳＯＣＳの場合、対になっている遺伝子のうち一方に変異が入って機能できるＳＯＣＳの量が半分になるだけで、小児の全身性エリテマトーデスの原因になることが報告されています。ＣＴＬＡ４の量が半分になっている人も、Ｔ細胞が過剰に増えてしまう病気になります。

一方で、これらのブレーキを外すことが新しいがん治療につながることが、本庶佑博士らによって近年明らかにされました。それは、第６章でお話ししましょう。

4・5

自己を攻撃するT細胞をロック

ＴＣＲの認識は比較的甘く、自分自身のタンパク質を認識してしまうＴＣＲも数多く存在すると考えられています。第３章で取り上げた交差免疫のように、病原体に対するＴＣＲが、たまたま自己分子にも反応してしまうこともあります。もし、アクセル１であるＴＣＲ刺激だけでＴ細胞が活性化されるとすると、自己反応性のＴＣＲを持ったＴ細胞は、たちまち自分自身を強く攻撃してしまうでしょう。

アクセル２であるＣＤ28や、アクセル３であるサイトカインは、感染や炎症が起きたときだけ強く発動するようになっています。そのため、Ｔ細胞はＴＣＲ刺激だけで活性化されることがなく、感染や炎症が起きたときだけＴ細胞が活性化されるようになっているのです。これが先に述べた閾値の原理です。

しかし、感染が起きたときに感染の場に自己に反応するＴＣＲを持ったＴ細胞がいたら、活性化されてしまい、自己免疫疾患になるのではないか、と思われるかもしれません。実際に、感染が契機となって自己免疫疾患が発症する場合もあることが知られています。しかしそれは、まれです。

これには「アナジー」と呼ばれる現象が関与します。まだ抗原に接していないナイーブT細胞が、もしアクセル１であるＴＣＲ刺激だけを受けると、何も起きないのではなく、むしろそれ以降、アクセル２のシグナルやアクセル３のシグナルが入っても、二度と応答できなくなるようにロックがかかるのです。このような不応答にロックされる状態をアナジーと呼びます。アナジーは不応答と訳されます。実は経済用語でもあり、よく使われるシナジーの反対語です。シナジーが相乗効果なのに対して、アナジーはマイナスに作用するもので、あまりありがたくはない言葉です。

アナジーに陥ったT細胞は、ＰＤ‐１、ＣＴＬＡ４のほか多数のブレーキ分子を発現するので、常にブレーキがかかった状態になっているのです。したがって自己に反応するようなT細胞は、平時にすでにアナジーに陥っており、たとえ感染が起きて周りがあわただしい状況でも、じっとおとなしくしているわけです。

先に出てきた「疲弊」の状態とよく似ています。アナジーと疲弊は、発生する時期は違いますが、似たような分子機構が働いているのです。そしていったんアナジーや疲弊に陥ったT細胞は、ブレーキが強く押された状態が続いており、感染などで活性化された抗原提示細胞が来て３つのアクセルが踏まれても、もう二度と活性化されないと考えられています。アナジーは自己に免疫が働かないメカニズムの重要なものの一つと考えられています。

4・6

何重にも制御されている免疫応答

これまで見てきたように、免疫系の正負のバランスは細胞レベル（Ｔｒｅｇ細胞）や分子レベル（３つずつのアクセルとブレーキ）で何重にも制御されています。ほかにも内分泌系の制御を受けています。代表的なものは副腎皮質ホルモン（いわゆるステロイド）や、アドレナリン、レチノイン酸（ビタミンＡ）などです。

例えば、個体が攻撃にさらされたときにはアドレナリンが出て緊張したり興奮したりしますが、これは免疫を強く抑えます。免疫に割くエネルギーを個体の防御に使おうということでしょう。ストレスで放出される副腎皮質ホルモンにも同様の作用があります。ストレスがあると風邪をひきやすい理由の一つです。先に述べたＴｒｅｇ細胞から分泌されるＴＧＦ-βやＩＬ-10も免疫を抑制します。このように免疫応答の正負は、細胞レベルだけでなく分子レベルでも精密に制御されているのです。

第5章

炎症とサイトカイン ——さまざまな病気と免疫

5・1

骨が破壊される自己免疫疾患・関節リウマチ

免疫疾患は、免疫寛容が破綻して、自分自身の分子や無害な分子に反応するT細胞が活性化されたり、自己抗体ができたりして起きます。ただし、それは第1ステップで、病気として見えてくる過程には炎症が関係します。

例えば、関節リウマチは炎症によって関節などの骨が破壊される自己免疫疾患で、日本では100万人程度の患者がいると考えられています。その発症過程を図5－1にまとめました。

炎症の本体は、患部に集まった数種類の免疫細胞とそれらが出すサイトカインです。まず自己反応性のナイーブT細胞が1型ヘルパーT細胞（Th1細胞）や17型ヘルパーT細胞（Th17細胞）に分化し、インターフェロンγ（IFNγ）やインターロイキン17（IL－17）を産生します。これらのサイトカインとともに、自己抗体や組織細胞の死骸によってマクロファージが活性化され、IL－1βや腫瘍壊死因子α（TNFα）などの炎症性サイトカインを産生します。T細胞からのIL－17やマクロファージからの炎症性サイトカインは、関節を包む滑膜の細胞（滑膜細胞）を刺激します。この刺激によって滑膜細胞はIL－6を大量に産生します。

マクロファージからのIL－6と相まって、IL－6は滑膜細胞にさまざまな反応を誘導しま

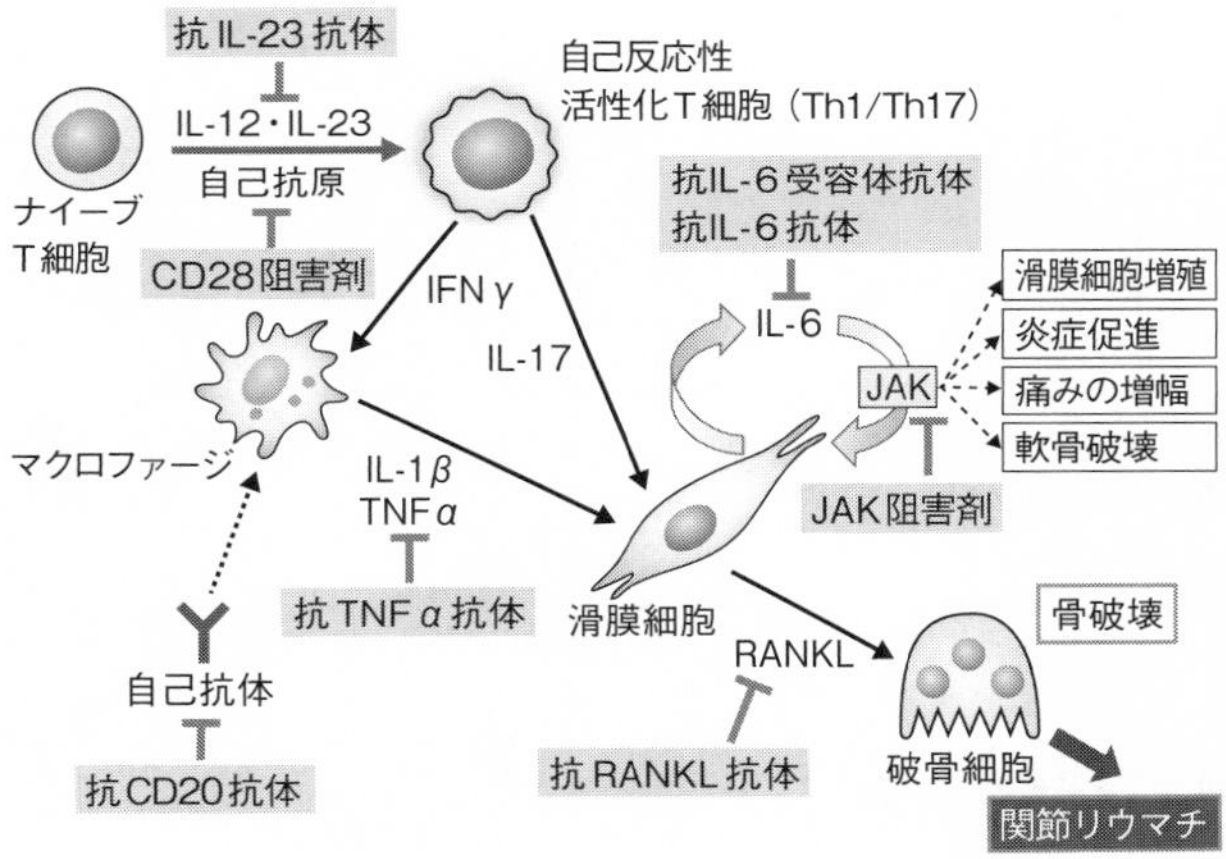

図 5-1　**関節リウマチの発症過程で作用するサイトカインとその阻害剤**

す。滑膜細胞自身の増殖、RANKLと呼ばれるサイトカインの産生、炎症、痛み、軟骨破壊の促進などです。IL-6はヤヌスキナーゼ（JAK）と呼ばれるチロシンキナーゼ（細胞内のタンパク質のチロシンをリン酸化する酵素）を活性化してこれらの作用を現すのですが、詳しくは後ほど述べます。特にRANKLは、破骨細胞と呼ばれる骨を溶かす特殊なマクロファージを生み出します。破骨細胞が骨を破壊し、進行すると関節の機能に障害が起きたり、関節が変形したりします。

　このように関節リウマチではIL-6を中心に、滑膜細胞の過剰な増殖と骨を破壊する反応が起きているのです。図5-1には、関節リウマチの発症過程で作用するサイトカインと、その一連の反応を止める治療薬を示しています。

自己免疫疾患とサイトカイン

マーク・フェルドマン博士とラヴィンダー・マイニ博士は、1993年に炎症性サイトカインであるTNFαに対する抗体が関節リウマチに対して劇的に効果を現すことを発見しました。その発見以降、TNFαの作用を阻害する抗体(インフリキシマブやアダリムマブなど)や組み換えタンパク質(TNFα受容体と抗体の一部を融合したエタネルセプトなど)は、強直性脊椎炎、ぶどう膜炎、炎症性腸疾患など、炎症が関係する多くの免疫疾患に効果が示されました。

2022年に世界で最も売れた医薬品は、TNFαに対する抗体であるヒュミラ(一般名アダリムマブ)でした。売上高は約350億ドル(約5兆円)。これは、抗体の抗原への結合力を人工的に上げるファージディスプレイ法という手法を用いて初めて開発された医薬品です。前述しましたが、ファージディスプレイ法を開発したジョージ・スミス博士と、その手法を医薬品の開発に応用したグレゴリー・ウィンター博士は、2018年のノーベル化学賞を受賞しています。

一方で、TNFαを阻害するという関節リウマチの治療法を発見したフェルドマン博士とマイニ博士は、医学の研究において優れた功績があった人に贈られるラスカー賞を2003年に受賞しています。ラスカー賞はノーベル賞の登竜門とも言われます。しかし、彼らにはまだノーベル生理学・医学賞は与えられていません。ややモヤモヤ感が残ります。

さらに、岸本忠三《ただみつ》博士らが発見、開発したＩＬ-６の作用を阻害する抗体（トシリズマブ）は、関節リウマチに対してＴＮＦα阻害を上回る効果があるといわれています。関節リウマチにおいて、なぜＩＬ-６が重要なのでしょうか。

それは、ＩＬ-６がＩＬ-６を誘導する増幅機構があるためだと考えられています。つまり、ＩＬ-１βやＩＬ-17、ＴＮＦαは、滑膜細胞にＩＬ-６発現を誘導するトリガー（きっかけ）なのです。いったんＩＬ-６を産生し始めた滑膜細胞は、ＩＬ-６増幅が持続するためにＩＬ-６の産生がどんどん拡大し、その結果、破骨細胞が増えて骨が溶ける状況になってしまうのです。したがって、ＩＬ-６を阻害するトシリズマブやＩＬ-６のシグナルを伝達するＪＡＫの阻害剤が、関節リウマチによく効くのです。

なお、ＩＬ-１βやＩＬ-17を阻害する薬剤も動物実験では効果があったのですが、ヒトの臨床ではあまり効果を発揮しませんでした。これらのサイトカインは、発症初期の病気の形成に重要で、すでに症状として強く現れている時期にはあまり働いていないのではないかと考えられています。

関節リウマチの治療に使われるのは、炎症性サイトカインの働きを抑える薬だけではありません。Ｂ細胞そのものを排除して抗体産生を抑える抗ＣＤ20抗体（リツキシマブ）や、Ｔ細胞の活性化を抑制するCD28阻害剤（アバタセプト）も、関節リウマチの治療に使われています。乾癬という皮膚の自己免疫疾患の治療には、IL－17に対する抗体や、IL－17を産生するTh17細胞を誘導するIL－23に対する抗体が使われています。IL－17は皮膚の角化細胞の過増殖を起こし、また炎症も促進するので発疹を出現させます。

このように、自己免疫疾患は自分自身に反応するT細胞や抗体が発端となっていますが、病気として見えてくる過程には、サイトカインやその標的細胞が重要な役割を果たしています。

5・2 アレルギー疾患を増悪化するもの

アトピー性皮膚炎などのI型アレルギー疾患を悪化させるのは、IL－4、IL－5、IL－13、IL－31など、Th2型と呼ばれるサイトカインです（図5－2）。これらが主にTh2細胞によって産生されることから、そう呼ばれています。もちろんI型アレルギーはTh2細胞やB細胞が何らかのアレルゲンを認識しているところから始まるのですが、自己免疫疾患と同様に、増悪化させるところにサイトカインが関与しています。

復習になりますが、Th2細胞が分泌するIL－4はB細胞に作用してIgEへの抗体のクラ

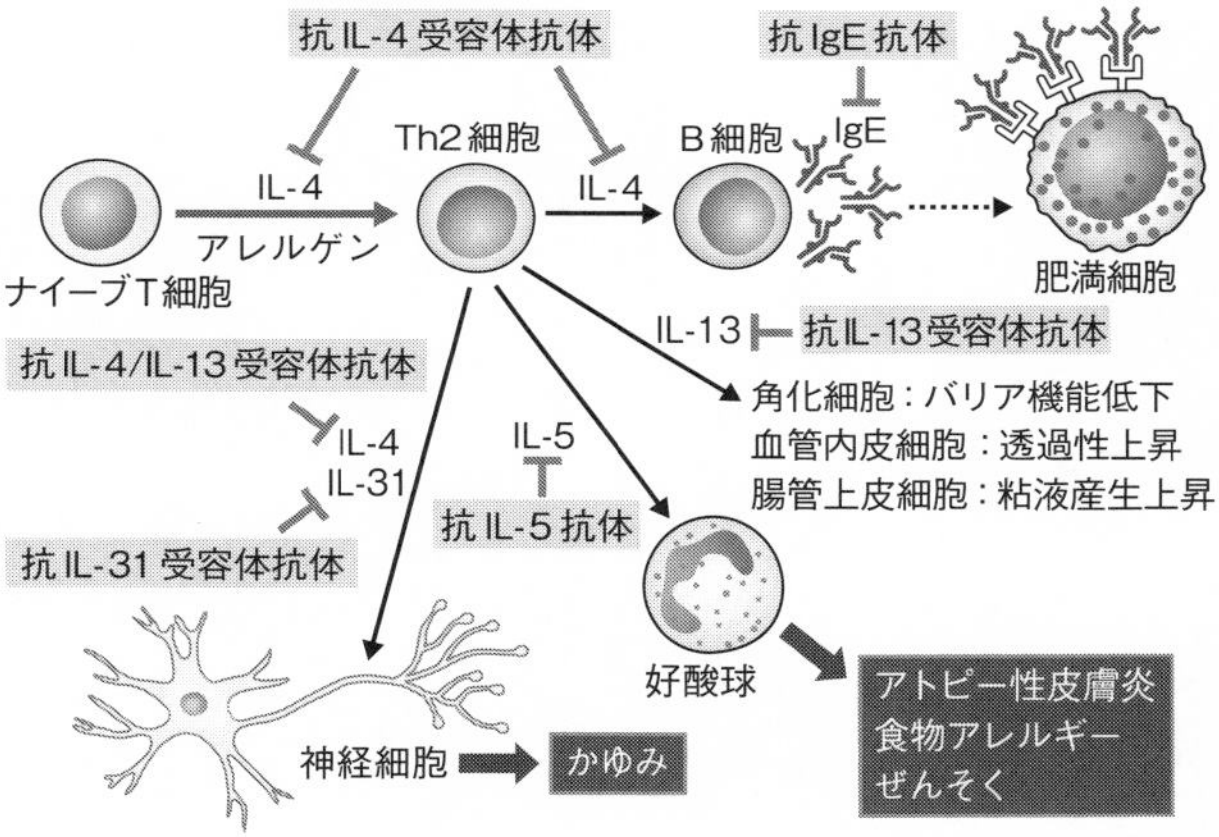

図５-２　アレルギー疾患の発症過程で作用するサイトカインとその阻害剤

スイッチを誘導します。ぜんそくなどの重症のアレルギー疾患の治療には、ＩｇＥを減らす抗ＩｇＥ抗体も使われます。またＩＬ－５は好酸球を増やします。ＩＬ－13は粘液産生を高めますが、バリア機能を低下させる作用もあります。また、気道が狭くなってぜんそくの症状を悪化させます。ＩＬ－４やＩＬ－13、ＩＬ－31は、神経に作用してかゆみを増幅します。

このように、アトピー性皮膚炎などのＩ型アレルギー疾患でも、サイトカインは病気の形成に重要な役割を果たしています。よってＩＬ－４、ＩＬ－５、ＩＬ－13、ＩＬ－31を標的とした阻害剤が、重症のアトピー性皮膚炎やぜんそくなどの治療ですでに使用されています（図５－２）。ＩＬ－４の受容体とＩ

L－13の受容体は同じもの（IL－4受容体α鎖と呼ばれます）を共通に使用しています。この共通受容体に対する抗体であるデュピルマブは、IL－4とIL－13を同時に抑える作用があるために、特に治療効果が高いとされています。

5・3 サイトカインとは

病気の形成には抗原刺激をはじめさまざまなシグナルが重要なのですが、ここでは病気や免疫との関係がとても深いサイトカインのシグナルについて、もう少し深く解説します。

サイトカインとは、同じ種類の細胞同士、あるいは周辺の種類の異なる細胞と細胞とのコミュニケーションをつかさどる可溶性分子です。もともとは上皮成長因子（EGF）を発見してノーベル賞を受賞したスタンレー・コーエン博士が、1974年に命名したものです。「サイト」は細胞、「カイン」は作動する、という意味を持ちます。分子量がおおむね1万～数万程度のタンパク質です。

広い意味ではインスリンなどの内分泌性ホルモンもサイトカインに含まれますが、狭い意味では免疫応答に関与するインターフェロン（IFN）やインターロイキン（IL）などを指し、それでも１００個以上存在します。おおまかには、マクロファージなどの自然免疫系細胞から産生される炎症性サイトカインと、ヘルパーT細胞などの獲得免疫系細胞から産生されるT細胞サイトカインに分かれます。これらに加えて、赤血球をつくるエリスロポエチン（EPO）や白血球をつくる顆粒球コロニー刺激因子（G－CSF）など造血に関係するサイトカイン（造血因子とも呼ばれます）もあります。本章でいうサイトカインとは、これまで出てきたインターフェロンやインターロイキンを示すものと思ってください。

最初に見つかったサイトカインはインターフェロンで、長野泰一博士と小島保彦博士によって１９５０年代に発見されました。「ウイルス抑制因子」と命名されましたが、遅れて発見したイギリスの研究者が「インターフェロン」と名付け、そちらの名前が世界的に広まり定着してしまったことを、第２章で紹介しました。インターフェロンの発見と同じころ、赤血球を増やすホルモンとしてEPOも論文に記載されています。

サイトカインのアミノ酸配列や遺伝子が明らかになったのは、１９７０年代以降です。それまでは生理活性を指標に名前が付けられていました。例えば、IL－６は、岸本忠三博士や平野俊夫博士らによって「B細胞刺激因子－２」として発見され、後になってIFN－β２、形質細胞腫増殖因子、肝細胞刺激因子などと名付けられたものと同じ物質であることが判明しました。このように多くの別名があることからも、IL－６は極めて多彩な生理活性を有するサイトカインだということがわかります。しかし、サイトカインがどのようにして多彩な生理活性を示すのかは、長らく不明でした。

1980年代後半になると、サイトカインが結合する受容体の遺伝子が単離されるようになりました。遺伝子の単離とは、DNAから特定のタンパク質を合成する情報を持つ領域だけを分離することをいいます。そして私が留学したアメリカ・マサチューセッツ工科大学のハーベイ・ロディッシュ博士が1989年に、IL-2受容体とEPO受容体に共通性があることを指摘して以降、多くのサイトカインとその受容体が非常に大きな仲間となっていることがわかったのです。似た構造や機能を持つタンパク質のグループをスーパーファミリーと呼びます。

多彩な作用を生み出すサイトカイン

続いて、サイトカイン受容体がどのように細胞核に情報を伝えるのか、という問題に多くの研究者が取り組みました。細胞表面の受容体からの刺激が細胞にさまざまな作用を及ぼすことを「シグナル伝達」と呼びます。そのブラックボックスを明らかにしようという研究です。

インターフェロンのシグナル伝達機構に関しては、1992年6月に大きな発見がありました。ジョージ・スターク博士らが、インターフェロンに応答しない変異細胞の遺伝子を解析することで、Tyk2と呼ばれるチロシンキナーゼが関与することを報告したのです。Tyk2は大きさが１３０キロダルトンで、ＪＡＫ１、ＪＡＫ２、ＪＡＫ３と呼ばれている機能が不明のチロシンキナーゼの仲間であることがわかっていました。時を同じくして、ジェームズ・Ｅ・ダーネル・ジュニア博士のグループは、インターフェロンのシグナルを核にあるＤＮＡに伝える転写因子として、現在ＳＴＡＴ１、ＳＴＡＴ２と呼ばれているタンパク質（signal transducers and activator of transcription：ＳＴＡＴ）を生化学的に同定しました。

一方で、彼らに先立って私はアメリカ留学中の１９９２年２月に、赤血球をつくるサイトカインであるエリスロポエチン（ＥＰＯ）の受容体に１３０キロダルトンの大きさのチロシンキナーゼが結合することを報告しました。ＥＰＯ受容体を多く発現する赤血球前駆細胞（赤芽球株細胞）ではＪＡＫ２の発現量が多いことから、私は１３０キロダルトンのチロシンキナーゼはＪＡＫ２であろうと予想し、同定を試みました。しかし途中で帰国したこともあり、研究は中断し、結局翌年の１９９３年にアメリカの別のグループに同定されてしまいました（章末コラム）。インターフェロンとＩＬ－２やＥＰＯが類似のシグナル経路を使っているというのは大きな驚きでしたが、この発見によって、インターフェロンもサイトカインの一部であることが明白になりました。

その後、サイトカインのシグナル伝達機構の解明は怒濤のごとく進み、ＪＡＫは４種類、ＳＴＡＴは６種類あり、サイトカインの種類によって使われる組み合わせが決まっていることがわかりました。図5－3上は一般的なＪＡＫ－ＳＴＡＴ経路を模式化したものです。図5－3下は代表的なサイトカインのシグナルです。サイトカイン受容体は複雑な構造をしており、ＩＦＮγ、ＩＬ－2、ＩＬ－4の受容体は、異なる2つ以上のタンパク質が合わさってできています。その異なる受容体ごとに異なったＪＡＫが結合しています。ただし、ＥＰＯ受容体は単純で、同じタンパク質が2つ合わさってできています。また、ＩＬ－2やＥＰＯは細胞特異性が比較的高いですが、ＩＦＮγやＩＬ－4はさまざまな細胞に異なった反応を示します。

図5－3下では代表的なサイトカインごとに特に強く活性化されるＳＴＡＴを示していますが、複数のＳＴＡＴが程度を変えて活性化されることもあります。またＳＴＡＴ以外にもＲａｓ経路やＰＩ3キナーゼ経路など、さまざまなシグナル伝達経路も同時に活性化されます。それらが組み合わさって、ＳＴＡＴが制御する標的遺伝子も細胞ごとに多彩になります。

例えばＩＦＮγは、多くの細胞に抗ウイルス作用を与えますが、マクロファージを活性化したり、Ｂ細胞にＩｇＧクラススイッチを誘導したり、細胞によって異なった作用を及ぼします。これは細胞種ごとに特異的なＳＴＡＴの標的遺伝子があるからと考えられます。ＪＡＫ－ＳＴＡＴ経路は一見単純ですが、出力は複雑なのです。これを詳細に説明することは困難ですが、このように細胞ごとに異なったＳＴＡＴや異なったシグナル経路が活性化されることが、サイトカインの多彩な作用を生み出すもとになっています。

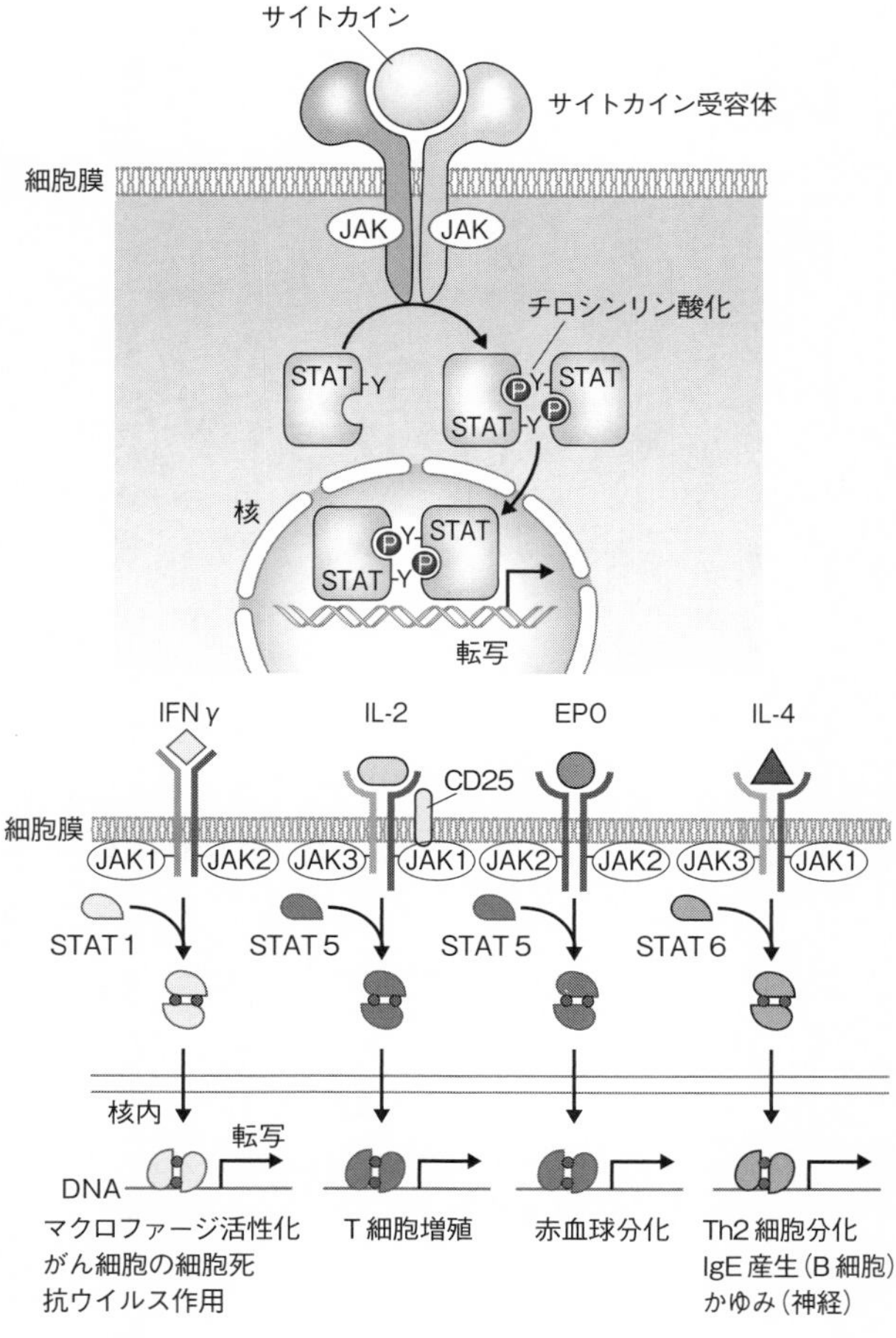

図 5-3　**サイトカインのシグナル伝達機構**

（上：Ke Shuai et al., *Nature Reviews Immunology*, 2003 の図をもとに作成）

多くの炎症性のサイトカインは、シグナル伝達にＪＡＫを使っています。ＪＡＫ阻害剤は現在、ＩＬ－６を阻害することによる関節リウマチの治療に使われています。ほかにもＩＬ－４が主要な原因であるアトピー性皮膚炎や、ＩＬ－23が深く関与する炎症性腸疾患などの治療にも、ＪＡＫ阻害剤が使われています。興味深いところでは、円形脱毛症にも劇的な効果が示されています。またＩＬ－４やＩＬ－31に対する阻害抗体と同じく、ＪＡＫ阻害剤は痛みやかゆみを抑える優れた効果があることが知られています。

ＪＡＫ阻害剤は、今後もさまざまな疾患に適応を広げていくものと考えられ、数年後には１０0億ドル市場に成長すると予想されています。

受容体に負の制御領域を発見

サイトカインの多彩な作用を生み出すＪＡＫ－ＳＴＡＴ経路は、どのように調節されているのでしょうか？

ＥＰＯは、赤血球を増やす、生命に必須のサイトカインです。赤血球が増えれば体の隅々まで酸素を運ぶことができて、持久力の上昇につながるでしょう。マラソンなどのトップアスリートは、試合前に高地トレーニングを行います。酸素濃度が低い高地では、ＥＰＯが増加します。その状態を維持して競技大会に臨めば、持久力の向上が期待できるからです。

一方で、組み換え体ＥＰＯがドーピング目的で使われることもあります。私は１９８９年末にアメリカに留学して、ＥＰＯ受容体のシグナル伝達機構を解明しようと奮闘していました。そして思いがけない偶然から、ＥＰＯ受容体の細胞質内にあるカルボキシル末端がシグナルを負に制御することを発見しました。タンパク質はアミノ酸が連なっていて、一方の端をカルボキシル末端、もう一方の端をアミノ末端と呼びます。

ＥＰＯが受容体に結合してシグナルが伝達されると、赤血球の前駆細胞が増殖します。しかし、ＥＰＯの濃度が低いと、前駆細胞の増殖は起きません。ところが、ＥＰＯ受容体のカルボキシル末端の40アミノ酸ほどがなくなると、通常は増殖が起きないほど低いＥＰＯ濃度でも、赤血球前駆細胞が増えたのです。つまり、受容体のカルボキシル末端は負の制御領域であることが判明したのです。ただこれは、まだ試験管内での観察にすぎませんでした。

この論文が出た後、ある研究者がフィンランドにおいて、赤血球濃度の高い人たちについてＥＰＯ受容体の遺伝子の変異を調べました。その結果１９９３年に、ＥＰＯ受容体遺伝子のカルボキシル末端が欠落することによって発症する家族性多血症の家系を発見しました。まさしく私たちが発見した、負の制御機構が働かないカルボキシル末端の欠落でした。

実は、家族性多血症であることがわかったうちの１人は、フィンランドのオリンピックメダリストでした。しかもこの家系からは、３代にわたってスキー競技で金メダリストを輩出していたのです。このＥＰＯ受容体の遺伝子変異は、赤血球を増やし、彼らの持久力を向上させる大きな要因の一つになったと考えられます。

ほかに、マラソン選手がＥＰＯ受容体に似たような変異を持っていた、という報告も出されました。もちろん実際には、遺伝的な変異は非常にまれな現象であり、多くのアスリートは不断の努力で持久力をアップさせていることは言うまでもありません。しかし、この研究結果はスポーツの公平性に大きな倫理的問題を投げ掛けています。

ＥＰＯ受容体のカルボキシル末端が負の制御領域であることを発見した当時、その分子機構はわかりませんでした。以降私は、運命のいたずらか、サイトカインの負の制御に関する研究に取り組むことになりました。

ブレーキの全容が明らかに

アメリカ留学から帰国後しばらくして、私はアメリカ・カリフォルニアのＤＮＡＸ研究所に短期滞在する機会を得て、サイトカインで誘導される遺伝子、すなわちＳＴＡＴの標的遺伝子の単離に挑みました。幸いにも2ヵ月の滞在でサイトカインによって誘導される遺伝子を発見することができ、ＣＩＳ（cytokine inducible SH2-protein、ヒトではＣＩＳＨ）と名付けました。ＣＩＳは、ＥＰＯによるＳＴＡＴの活性化によって誘導され、ＥＰＯ受容体に結合し、ＳＴＡＴの活性化を抑制することがわかりました。典型的な負のフィードバック制御機構です。これが、サイトカイン受容体のシグナル伝達に負のフィードバック制御機構が存在することを示した初めての報告となりました。

その後、ＪＡＫに結合してその活性を阻害する分子を発見することができました。当時私たちは、ＪＡＢ（JAK-binding protein）と呼んでいました。偶然にも同じ分子が、時を同じくして岸本忠三博士のグループとオーストラリアのグループによって発見されました。残念ながらオーストラリアのグループが命名したＳＯＣＳ１（suppressor of cytokine signaling 1）が最も格好良かったのか、世界的にＳＯＣＳ１の名が使われるようになりました。ＳＯＣＳにはＣＩＳも含めて８個の似た分子（ファミリー）があることもわかりました。ＣＩＳやＳＯＣＳは受容体に活性化されたＳＴＡＴによって誘導されて、受容体のシグナルを抑制する負のフィードバック制御機構を形成します（図５－４）。

続いて私たちは、ＪＡＫ阻害の分子メカニズムを解明し、ＳＯＣＳ１のアミノ末端領域がＪＡＫの酵素活性部位に入り込み、活性を抑制する機構を提唱しました（図５－４右下）。後に、ＪＡＫとＳＯＣＳ１が結合した状態での共結晶構造解析によって、このモデルの妥当性が証明されています。

また、ＣＩＳやＳＯＣＳのファミリーで保存されているカルボキシル末端の部分（SOCS-

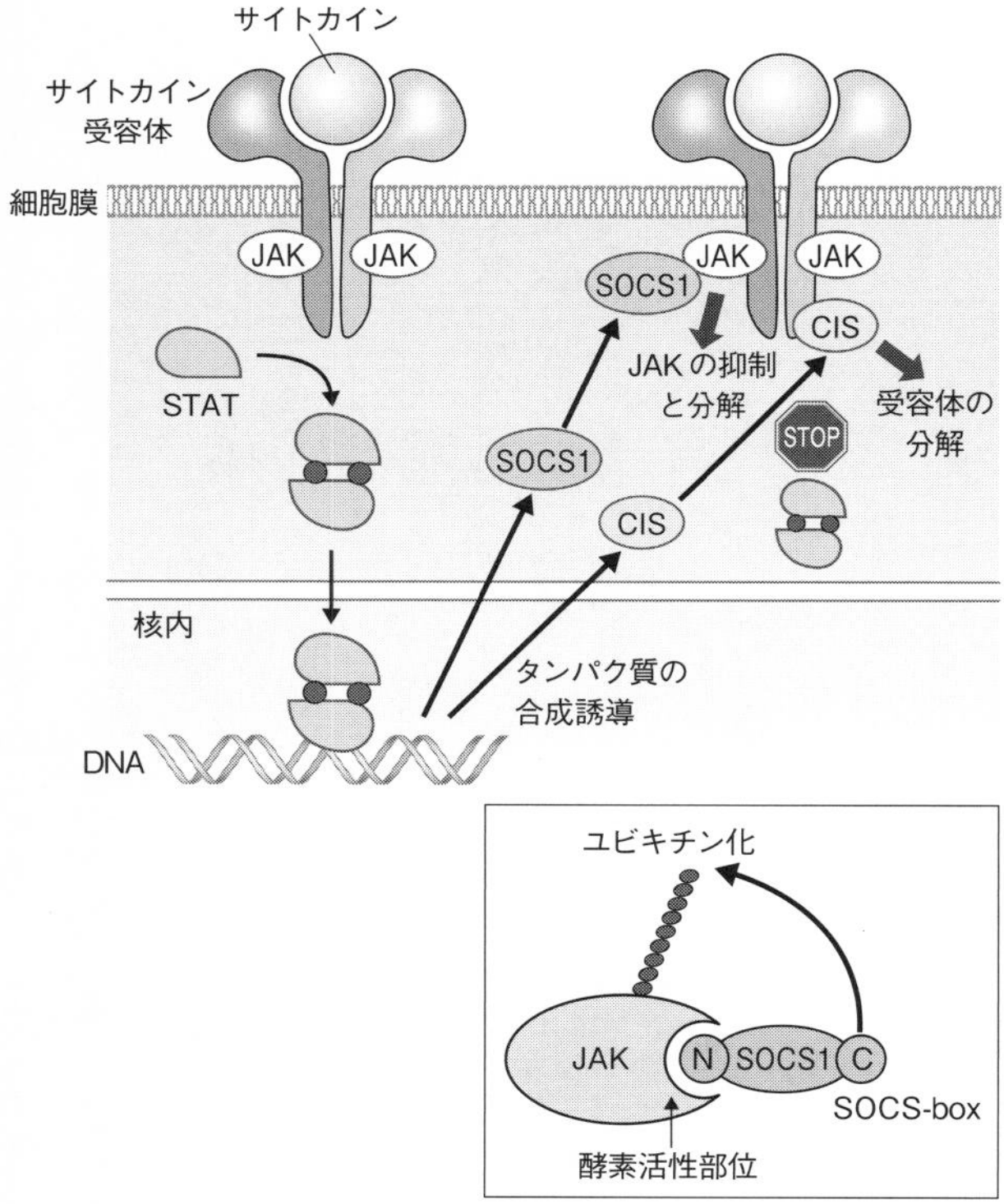

図 5-4　**CIS/SOCS ファミリーによるサイトカイン受容体シグナルの抑制**

box）は、ユビキチン転移酵素と結合することがわかりました（図5－4右下）。ユビキチンとは76個のアミノ酸からなるタンパク質で、転移酵素によってユビキチンが標的分子（この場合は受容体やＪＡＫ）に付加される（ユビキチン化）と、タンパク質切断酵素プロテアソームの目印になるのです。

ＣＩＳは、受容体に結合してそれをユビキチン化し、プロテアソームによる分解を誘導します。ＳＯＣＳ1は、ＪＡＫに結合してアミノ末端部分がＪＡＫの酵素活性を抑制すると同時に、カルボキシル末端がＪＡＫをユビキチン化してプロテアソームによる分解を誘導するのです（図5－4右下）。このようなタンパク質分解による制御系はＣＩＳ／ＳＯＣＳ以外でも数多く知られています。

ともかくも、「ＣＩＳは受容体に会合して受容体を分解する。ＳＯＣＳ1はＪＡＫに結合してＪＡＫの酵素活性を抑制し、さらにＪＡＫを分解する」という巧妙なメカニズムが明らかになったのです。

さて、ＥＰＯ受容体のカルボキシル末端の40アミノ酸ほどがなくなると、なぜＥＰＯに対して感受性が上がるのでしょうか？　このカルボキシル末端は、リン酸化を受けてＳＯＣＳの仲間（この場合はＳＯＣＳ3）が結合します。ほかにもチロシン脱リン酸化酵素ＳＨＰ－1も結合します。それらはＪＡＫにブレーキをかけています。カルボキシル末端がなくなることで、ブレーキが外れ、ＥＰＯに対して感受性が上がったのです。
最初の発見から20年ほどかかりましたが、ようやくサイトカインのブレーキの全容が明らかになりました。

COLUMN

ＪＡＫ——発見しそこないの物語

抗サイトカイン抗体に代表される抗体医薬は、現代医学・生物学の英知の結晶ともいうべき特効薬である。しかしこれらは、高い薬効があるものの、価格も高く注射での投与を原則とする。開発途上国の人々にまであまねく医学の恩恵が行き渡るには、さらなる改良が必要である。

その一つの方策は、サイトカインのシグナルをブロックする経口投与可能な分子標的薬剤の開発だ。実際にヤヌスキナーゼ（ＪＡＫ）阻害剤は、すでに日本でも５剤が承認されている。関節リウマチ、アトピー性皮膚炎、炎症性腸疾患のほか、重症新型コロナウイルス感染症の治療薬として、また円形脱毛症の治療薬としても承認されている。数年後にはＪＡＫ阻害剤の市場規模は１００億ドル、１・５兆円を超えると推察されている。

ＪＡＫの発見には多くの人が関わっており、30年前に私もその1人だった。しかし残念ながら私は、ＪＡＫの発見者にはなれなかった。それでも1991年の夏には、ＪＡＫに最も近い存在だった。この「ＪＡＫ発見しそこないの物語」は、これから科学を志したい若い人たちはもちろん、さまざまな年齢や立場の人にとっても、人生の選択を迫られるときに示唆を与えるものだと思うので、ここに書き残しておきたい。専門的な内容も含まれているが、研究の最前線の雰囲気を感じていただければ、と思う。

ブラックボックスを開く鍵を探し求めて

私は1989年にアメリカのマサチューセッツ工科大学ホワイトヘッド研究所のハーベイ・ロディッシュ教授のもとに留学した（図5-5）。当時遺伝子が単離されたばかりのエリスロポエチン（ＥＰＯ）受容体のシグナル伝達をテーマに選んで、偶然にも活性化型変異や機能亢進型変異を発見し、ある程度の評価を得た（ＥＰＯは赤血球をつくるサイトカイン）。この発見から、ＥＰＯ受容体は2つの分子がより合わさって活性化されること、カルボキシル末端が負の調節に関わることが示された。

次はどうしてもＥＰＯ受容体のシグナルを伝える本体、すなわちシグナル変換酵素を探し当てたかった。それこそが受容体から核へのシグナルのブラックボックスを開く鍵であ

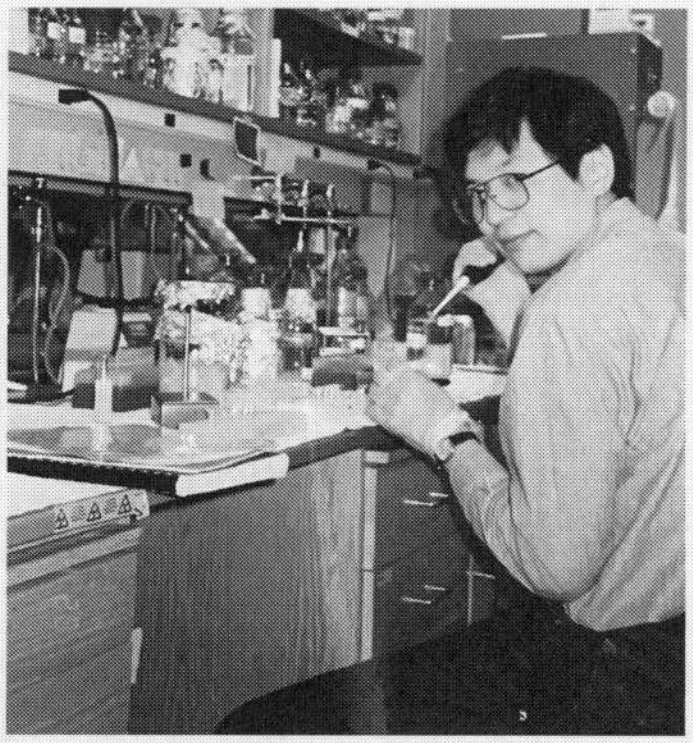

図 5-5　1989 年ごろ、マサチューセッツ工科大学ホワイトヘッド研究所で実験中の著者

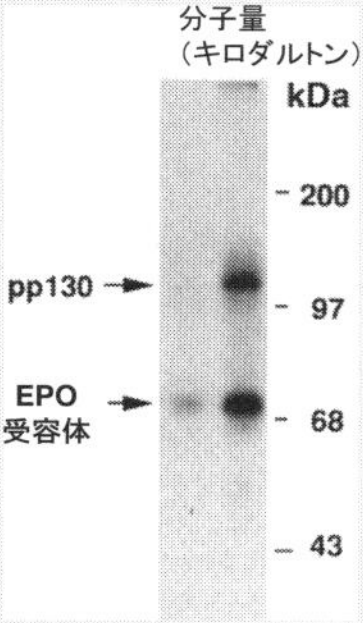

図 5-6　精製 EPO 受容体のリン酸化反応（1990 年）

り、当時誰もが必死で探し求めていたものだった。当然競争も激しかったが、まだ正解にたどり着いた者はいなかった。

１９９０年前後に数多くの論文が発表された。その多くは、分子量の小さなｓｒｃ型チロシンキナーゼと呼ばれるリン酸化酵素（キナーゼ）がシグナルを伝えるというものだった。確かにＥＰＯの刺激で細胞内タンパク質のチロシンリン酸化は増加した。しかし活性化型のｓｒｃを強制的に発現させてもＥＰＯの代わりはできなかった。チロシンリン酸化は関係しているだろうが、ｓｒｃではない何かがあるだろう。私は、そう信じた。もし本当のシグナル変換酵素を見つけることができたならば、確実に教科書に載る極めて重要な発見である。

探していた分子をつかんだ。しかし……

私は正攻法で行くことにした。つまり、受容体を精製してそこに会合するキナーゼを同定するという、まったくオーソドックスな方法である。だが問題がいくつかあった。１つは細胞表面の受容体の数が極めて少ないこと（細胞１個当たり１０００個程度）、ＥＰＯ受容体に対するよい抗体がないこと、シグナル変換酵素を含む複合体を細胞から分離（可溶化）する条件が不明なことだ。

まず、細胞表面の受容体を効率よく濃縮するために、ビオチンというビタミンの一種を結合させて標識したＥＰＯを用いることにした。標識した分子は特殊なビーズによって選択的に濃縮できる。これでＥＰＯと受容体の複合体の精製はうまくいった。しかし、受容体は細胞膜の分子で、普通は水に溶けない。可溶化するためには、界面活性剤（石鹸のようなもの）を加える必要がある。界面活性剤で抽出した受容体にリンの放射性元素^{32}Ｐを含むＡＴＰを加えても、受容体がリン酸化される気配はなかった。これはリン酸化酵素が可溶化によって外れるためだった。

そこで細胞を化学架橋剤で処理して、複合体をコチコチに固めてから可溶化する方法に切り替えた。こうして精製した受容体に放射性ATPを加えてリン酸化反応を起こさせて、抗リン酸化チロシン抗体で免疫沈降したところ、72キロダルトンと130キロダルトンの2つのバンドが明瞭に確認された（図5-6）。それ以外のバンドはまったくなく、ロディッシュ博士は「beautiful!」と言って賞賛してくれた。

EPO受容体抗体による再沈降実験から、72キロダルトンの分子はEPO受容体そのものであると、すぐ確認できた。130キロダルトンの方は未知の分子だが、細胞外のタンパク質に見られる糖鎖などの修飾はなく、細胞内分子のようだった。私はこれをpp130と名付けてEPO受容体に会合するチロシンキナーゼ、もしくはその基質であるとした。pp130はEPO受容体だけでなくIL-3受容体でも検出されたことから、サイトカイン受容体に共通するシグナル伝達分子であろうと推察した。これまで誰も検出したことのない、サイトカイン受容体に会合する分子をはっきりと目に見える形で提示できたことは、大きな前進だったと思う。しかし感度がものすごく悪く、実験ごとのばらつきも大きかった。放射性元素^{32}Pの半減期2週間を待って初めて検出できるバンドであった。あまりに放射性元素を使うので、ポスドク仲間のジュリアは実験中の私との間に防護盾を立てて、あからさまに不快感を示した。

この仕事はアメリカを去る半年以上前、つまり１９９１年夏にはすでに完成していた。ロディッシュ博士は、ボストンで行われた『Nature』誌主催のカンファレンスで得意げに発表してくれた。しかし論文はなかなか通らずに、そのまま帰国となった。この論文は帰国後にようやく世に出ることになった。１９９２年２月である。

「ＪＡＫに最も近かった男」の後悔

私は１９９１年12月に帰国した。これが一生悔いる決断だった。なぜアメリカに残ってｐｐ１３０に賭けようとしなかったのだろう。私は、文部省（当時）在外研究員として日本の助教授の身分を確保しながらアメリカに派遣されていた（その頃はまだそんな明治時代のような制度があったのだ）。帰国しなければ日本での助教授職をあきらめないといけない、という非常に難しい選択だった。

ｐｐ１３０が新しいチロシンキナーゼであったとしても、それを同定することはかなり困難のように思えたし、本当にシグナル伝達分子であると断言できる証拠がなかった。またこの検出法は実に工程が複雑で感度も悪く、もしかしたら私だけしか実験を再現できないのではないかと本気で思っていた。当然かもしれないが、帰国前に申請した研究費は１

つも通らずに、帰った途端に途方に暮れることになった。

しかし帰国後もう一度、ｐｐ１３０を同定しようという気持ちになっていた。ＥＰＯに応答する赤芽球株細胞で発現するチロシンキナーゼを網羅的に検索したところ、ＪＡＫ２として報告されていた機能不明のチロシンキナーゼが大量に発現していることがわかった。それは１３０キロダルトンだった。もしかしたら、という思いがあった。

さらに『Cell』という権威ある雑誌の１９９２年７月号に、ジョージ・スターク博士らの歴史的な論文が発表された。１３０キロダルトンのｔｙｋ２がインターフェロン受容体のシグナル変換酵素であることが報告された。これは、遺伝学を駆使した画期的で見事な論文だった。さらに衝撃的だったのは、同じ号にインターフェロンのシグナルを伝える転写因子の精製と遺伝子単離の報告が掲載されていたことだった。それはＳＨ２ドメインを持つ転写因子ＳＴＡＴであった。インターフェロンのシグナル伝達経路は、「受容体－ｔｙｋ２－ＳＴＡＴ」であると、大枠が解明された。

この論文を読んで私は、ｐｐ１３０はＪＡＫ２に違いないと、さらに確信した。ＪＡＫ２はｔｙｋ２に似た分子だったからだ。しかし研究費がまったくない。当時この分野の重鎮の長田重一《しげかず》先生に泣きついて研究班に入れてもらい、１５０万円を分けていただいた。さっそく抗体をつくろうとした。当時、ＭＡＰ法というペプチド抗原をオリゴマー（重合体）にして投与し免疫反応を起こすという方法が宣伝されていた。今では誰も使わない方法である。とにかく手間が省けて安価で早いという。それまで抗原は全部自分で作成し、自分でウサギに投与し免疫反応を起こしていたのだが、安さと簡便さに負けて、つい業者に委託してしまった。３ヵ月たっても抗体はできなかった。免疫学の基礎知識があれば、ＭＡＰ法がうまくいくはずはないことは、すぐにわかっただろうに。

当然、ＰＰ１３０がＪＡＫ２だろうと思ったのは、私だけではなかった。あのとき抗体ができていたとしても、私はすでに負けていたかもしれない。そして１９９３年７月号の『Cell』に、アメリカのジェームス・アイリー博士らのグループによって、ＥＰＯ受容体や成長ホルモンにＪＡＫ２が会合することが報告されたのだった。後年アイリー博士の研究室を訪れたとき、彼は私のことを「サイトカイン受容体に１３０キロダルトンの分子、おそらくＪＡＫ２が会合していることを世界で初めて報告した男」と持ち上げてくれたが、すでに後の祭り。今では、私のＰＰ１３０の論文は誰も引用してくれない。

幸運の女神を微笑ませる方法

その後、ＪＡＫ－ＳＴＡＴシグナル伝達経路の研究は、まさに秒刻みで爆発的に進行していき、ＪＡＫは４種類、ＳＴＡＴは６種類あり、それぞれの機能も次々と解明され、１

995年には、おおまかなスキームがほぼ解明されている。その激しい流れに、徒手空拳の私は、もはや追い付くことも参入することすらもできなかった。1993年夏に意を決してSTATの標的分子を探す旅に出て、その結果、負の制御因子CIS／SOCSファミリーを発見することになるのだが、逃がした魚ほど大きく思えるのは釣りだけではない。サイトカイン受容体のシグナル変換酵素の発見は、教科書に名を残すほどの業績である。それだけではない。なにしろ1・5兆円市場なのだ。このときJAKの特許が取れていたら……。私は今ごろ、大谷翔平並みに稼いでいたかもしれないし、第二の岸本忠三先生や本庶佑先生になれていたかもしれない。

歴史に「もし……だったら」と言っても意味がないことはよく知っている。しかし、ついつい、「もし帰国しないで、あと1年ロディッシュ博士の研究室に残っていたら……」と思わずにはいられない。当時のアメリカの情報量の多さ、研究費の潤沢さを思えば、勝てないまでも負けはしなかっただろう。アイリー博士と並んで、サイトカイン受容体のシグナル伝達分子を発見した研究者として教科書に名を残せたかもしれない。1990年初め、私が「JAKに最も近かった男」だった可能性は高い。しかし日和って帰国し、抗体作製も手抜きの道を選んでしまった私には、サイエンスの女神は微笑まなかった。

私はこの経験から、私のような凡才でも本物の大発見に巡り会う機会が一生のうちに1

度か２度はあるのではないか、と思うようになった。しかも20～30代の若いうちにである。近年、若い人たちは、常勤的な研究ポストが減り、人生設計が大変だろうが、何とか情熱を失わず研究できる環境に居続けることが重要だろう。すると、いつかは大きなチャンスが巡ってくるに違いない。

パスツールは「偶然は準備された精神にしか微笑まない」と言っている。まさに、そのチャンスは多くの場合、偶然やってくる。しかし多くの人は気が付かないか、気が付いたとしても私のようにニアミスで終わってしまう。だから本当にチャンスが来た時は、躊躇してはいけない。そこにすべてを賭けて必ずものにするという意気込みが必要なのだろう。

言語脳科学が専門の酒井邦嘉博士は『科学者という仕事』（中公新書）で「『分かるや分からざるや』という状況が一番難しいし、苦しい」と述べている。そこに存在することが分かってしまえば、それを証明することは比較的やさしい。事実その後、ＪＡＫは界面活性剤と抗リン酸化チロシン抗体を変えることで容易に検出されるようになった。先頭に立つ者の苦しさはそこにあり、だからこそ一番乗りが賞賛される。そのとき、安定した安易な道ではなく、むしろ厳しく険しい方を選ぶこと。それが科学、いや人生においても、幸運の女神を微笑ませる方法なのだろう。

第6章

免疫とがん

ここからは、これまで免疫とあまり関係ないと考えられてきた病気について取り上げます。ただしすべてをカバーすることはできないため、高齢化社会において医学的にも重要な「免疫とがん」「免疫と脳神経疾患」「免疫と老化」について、3つの章に分けて解説します。

6・1 逆転の発想 免疫のブレーキを外せ

がんに対する「免疫チェックポイント阻害療法」はわりと最近、知られるようになった言葉ですが、何よりも2018年に本庶佑博士とアメリカのジェームズ・アリソン博士がノーベル生理学・医学賞を受賞したことで、一躍脚光を浴びました。

アリソン博士らは、T細胞性免疫のブレーキであるCTLA4に注目しました。第4章で述べたように、CTLA4はCD80／86を物理的に阻害することで免疫寛容を成立させる重要な分子です。彼のグループはまずマウスを使って、CTLA4を中和する（機能を阻害する）抗体を投与すると、がんが退縮することを発見しました。

免疫でがんを治療しようという試みは、古くから行われていました。がん組織内のT細胞を増やして体内に戻す方法や、がん抗原（がん細胞で産生されるがん細胞に特異的なタンパク質）のペプチドをワクチンとして用いる方法や、がん抗原ペプチドを添加した樹状細胞を注入する方法などです。

モデルマウスでは画期的に効く方法もありました。しかしヒトの臨床では効く患者もたまにいるが、効果のない患者も多く、「がんを免疫で治すのは無理」というのが、大方の免疫学者の考えでした。ところが２０１０年にアリソン博士らの研究成果をもとに開発された抗ＣＴＬＡ４抗体（イピリムマブ）が、実際にヒトの悪性黒色腫（メラノーマ）に対して強力な効果を示し、約２割の患者でがんが消滅したことが報告されたのです。

続いて、もう１つのＴ細胞性免疫のブレーキであるＰＤ‐１に対する中和抗体も、メラノーマや腎臓がん、肺がんなどに効果があることが報告されました。ＰＤ‐１は本庶博士らが発見した分子で、その抗体が、小野薬品工業が開発したニボルマブ（商品名オプジーボ）です。ＰＤ‐１は、Ｔ細胞を活性化する第１のアクセルであるＴ細胞抗原受容体（ＴＣＲ）のシグナルを阻害します。

これまでのがんの免疫療法は、免疫のアクセルばかり強く踏んでいたのでした。ブレーキの多くは「負のフィードバック」として出てくるもので、アクセルを踏めば踏むほどブレーキも強くなるのです。抗ＣＴＬＡ４抗体や抗ＰＤ‐１抗体はブレーキを弱める方法であり、まさに逆転の発想だったわけです。

抗ＣＴＬＡ４抗体や抗ＰＤ‐１抗体の成功は、「免疫には、がんをやっつける能力が備わっている」ことを明確に示し、私たちのがん治療に対する認識を一変させました。この意義は極めて大きく、本庶博士とアリソン博士にノーベル生理学・医学賞が授与されたのも当然のことと思います。

ＣＴＬＡ４やＰＤ‐１は、「免疫チェックポイント分子」と呼ばれています。チェックポイントとは、もともと細胞増殖の研究分野で使われている用語です。通常の細胞分裂は、Ｇ１期、Ｓ期、Ｇ２期、Ｍ期などと呼ばれる決まった周期を経て進行します。そのとき、栄養や増殖因子が存在するか？　ＤＮＡ複製は完了したか？　染色体分離の準備は完了したか？　などいくつかのチェックポイントを乗り越えなければ、先に進めないようになっています。つまりチェックポイントには「細胞周期を監視して止める」という意味があるのです。

ＰＤ‐１やＣＴＬＡ４がちょうどＴ細胞の活性化を止めているように見えることから「免疫チェックポイント」と呼ばれ、それを阻害する抗体などを「免疫チェックポイント阻害剤」と呼ぶようになったと考えられます。ただし厳密な意味では、ＰＤ‐１やＣＴＬＡ４はＴ細胞の活性化に許可を与えているわけではないので、チェックポイントと呼ぶには無理があるように思えます。

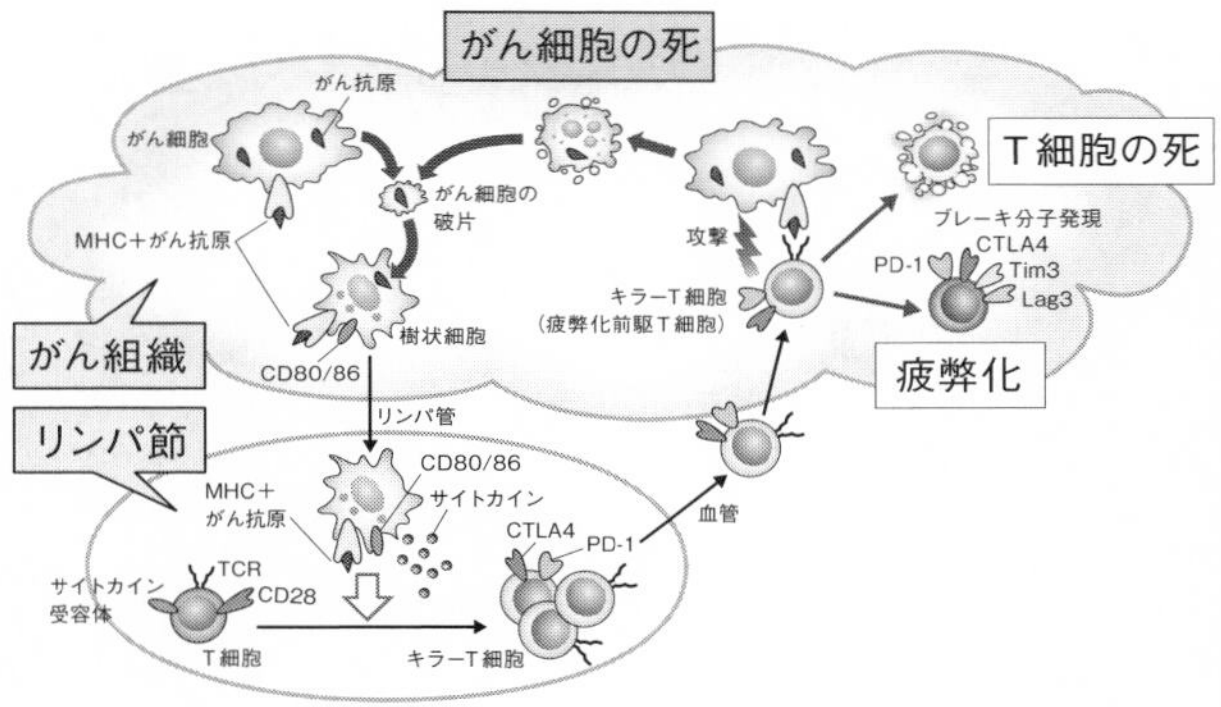

図 6-1　がん－免疫サイクルとがんを攻撃するＴ細胞の運命

がんを攻撃するＴ細胞の運命

免疫がどのようにがんを認識し攻撃しているかを見てみましょう。実際にがんを攻撃するのはキラーＴ細胞やナチュラルキラー細胞（ＮＫ細胞）ですが、ここでは簡単にするためにキラーＴ細胞の場合を図６－１に示します。

がん組織のがん細胞は常に、栄養不足に陥って自然に死んだり、免疫細胞によって殺されたりして断片化しています。それをがん組織内の樹状細胞が貪食し、リンパ管を通じてリンパ節へ運びます。その際に、がん抗原となるタンパク質からペプチドが切り出され、クラスＩ ＭＨＣ上に提示されます。クラスＩ ＭＨＣ上に提示される抗原ペプチドは、ウイルスタンパク質のようにその細胞内でつくられたものではなかったか？　と思われるかもしれません

（図2-7）。樹状細胞には、貪食で取り込んだ抗原をクラスI MHC上に提示する特殊な能力があるのです。これをクロスプレゼンテーションといいます。

また、がん組織内は炎症状態に近く、樹状細胞はCD80／86を発現したりサイトカインを産生できるようになっています。リンパ管を通ってリンパ節に移動した樹状細胞は、がん抗原ペプチドを認識するTCRを持ったT細胞（がん抗原の場合、多くは記憶T細胞）を活性化し、その数を増やします。そして、がん細胞を攻撃するキラーT細胞となり、攻撃の準備が整うのです。

キラーT細胞は、血管を通ってがん組織に戻ります。がん細胞の表面にはクラスI MHC-がん抗原ペプチド複合体が発現しており、キラーT細胞はTCRを使ってがん細胞を見つけ出し、攻撃して殺します。死んだがん細胞の一部は、また樹状細胞に取り込まれ、再びリンパ節に行ってT細胞を活性化することになります。これを「がん-免疫サイクル」といいます。一方、がん細胞をひとしきり攻撃したキラーT細胞は、死ぬか、もしくはブレーキ分子を大量に発現して疲弊化することになります。疲弊化前の、がん細胞を攻撃できるキラーT細胞を、疲弊化前駆T細胞と呼びます。

6・2 最初のブレーキを外すと攻撃力が増強

免疫チェックポイント阻害療法は、どのようにT細胞の攻撃力を増強しているのでしょうか。第4章で解説したように、T細胞は活性化された後、ＰＤ‐１やＣＴＬＡ４を発現してやや減速し、さらに複数のブレーキを発現して、やがて完全停止、「疲弊化」します。がん細胞は、ＰＤ‐１のスイッチであるＰＤ‐Ｌ１を発現してT細胞のブレーキを押し、疲弊化を促進していると考えることができます。

最初は、ＰＤ‐１の働きを阻害すると、疲弊化したT細胞をもう一度蘇らせることができるのではないか、と考えられました。しかし、話はそう単純ではないことがわかってきました。確かにブレーキを外すことで、T細胞の活性化を強め、攻撃力に優れたT細胞が増えますが、疲弊化したT細胞をもう一度蘇らせることまではできないと考えられています。それは、「１細胞ＲＮＡ解析（シングルセルＲＮＡシークエンシング：scRNAseq）」という新しい手法で明らかにされました。

１細胞ＲＮＡ解析とは、その名前のとおり、細胞１個の中に存在するｍＲＮＡの配列を読み、どの遺伝子がどのくらい発現しているかを調べる技術です。似た細胞は似たｍＲＮＡを発現しているので、集団を形成します。しかしその集団の中でも少しずつ遺伝子発現は異なり、細胞1個1個の個性が明らかになる画期的な手法なのです。これまでT細胞は、細胞表面のいくつかのマーカーで亜集団に分けられてきました。1細胞RNA解析の手法によって、遺伝子のレベルでT細胞1個1個の違いや、免疫応答の進行に伴ってどう変化していくのかが、明らかにされつつあるのです。

この手法でヒトのがん組織に集積している免疫細胞が解析されました（図6-2）。1個の点が1個の細胞を意味し、細胞の種類ごとに集団をつくっています。T細胞とNK細胞の集団をさらに詳細に見てみると、がん組織内には、おそらく最も若い記憶細胞と考えられるナイーブ様T細胞が存在することや、キラーT細胞にも何種類かあること、疲弊化したT細胞や制御性T細胞（Treg細胞）が多いことがわかりました。

がんを盛んに攻撃しているのが、キラーT細胞1、2、3です。それらのキラーT細胞はPD-1やCTLA4を発現しています。抗PD-1抗体や抗CTLA4抗体は、この段階のキラーT細胞のPD-1やCTLA4を阻害し、キラーT細胞の活性を高め、数を増やすのです。

完全に疲弊化したキラーT細胞は、PD-1やCTLA4だけではなく、Tim3、Lag3、SOCS1といった数多くのブレーキ分子を強く発現していることがわかりました。このような完全に疲弊化したキラーT細胞は、PD-1やCTLA4の阻害だけでは、もはや再度活性

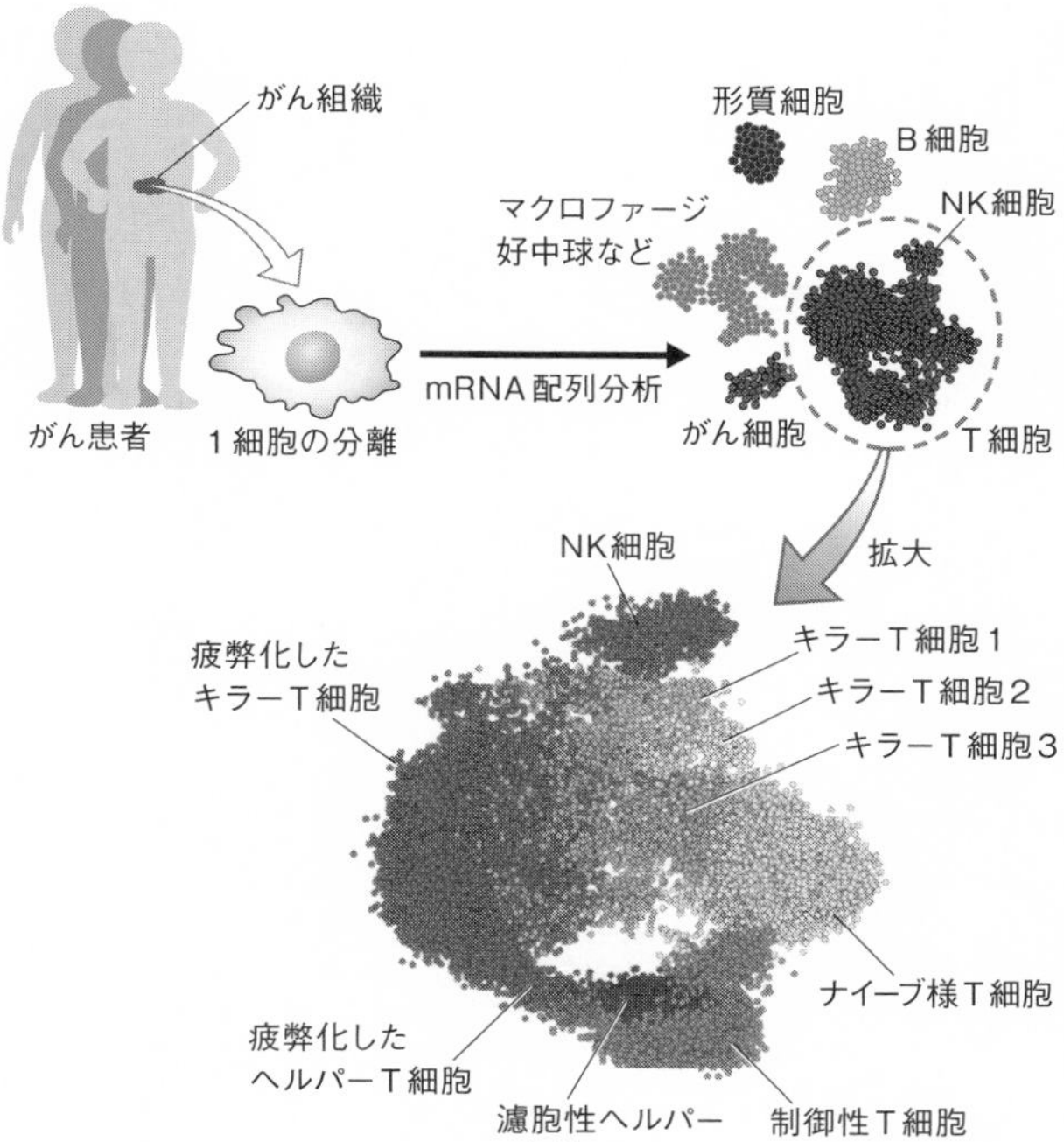

図 6-2　**１細胞RNA解析によるがん組織内の免疫細胞の解析**
（Hanjie Li et al., *Cell*, 2019を一部改変）

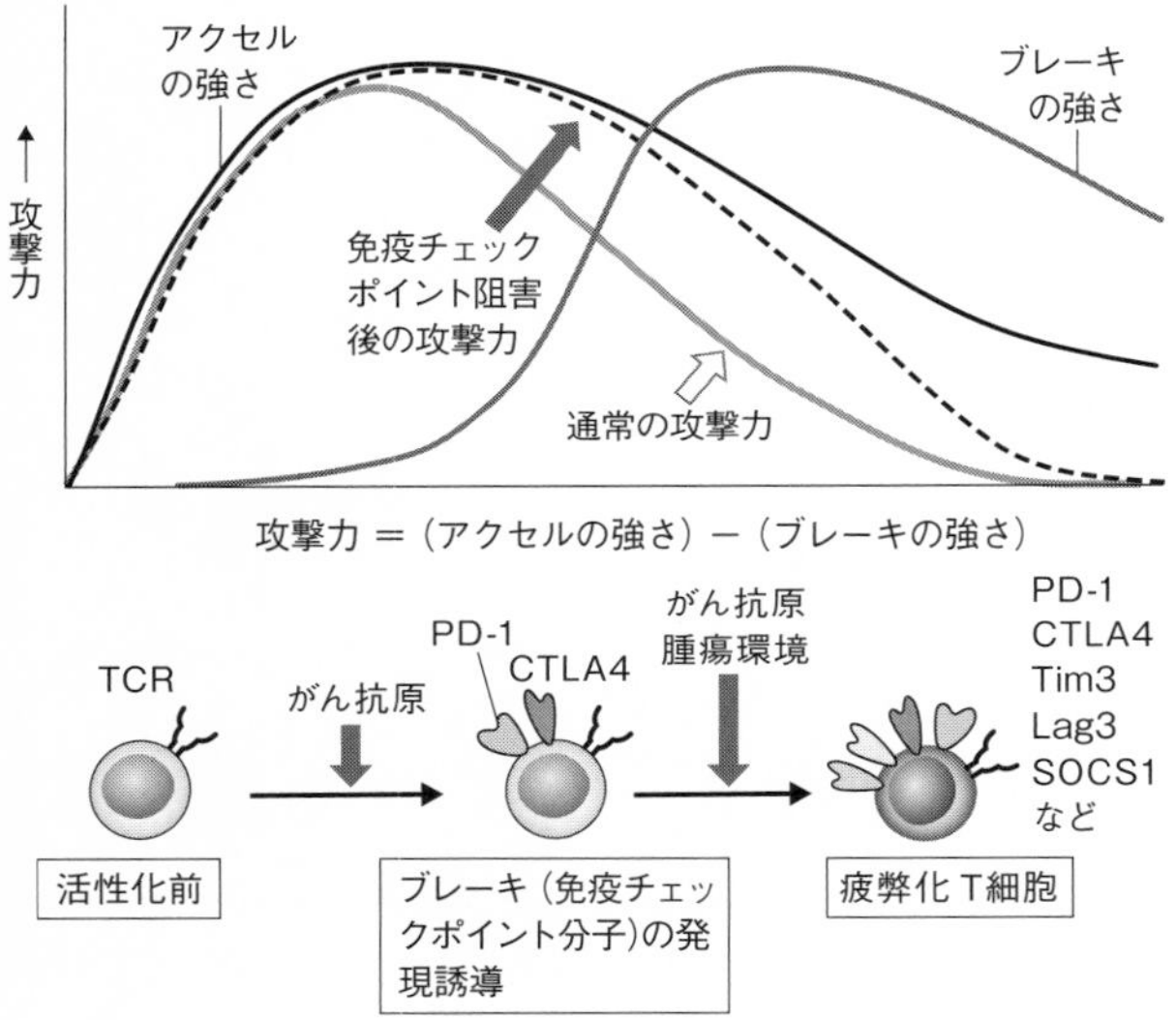

図 6-3　**キラーT細胞における攻撃力の変化**

化することはできません。また、免疫チェックポイント阻害療法が有効な人とそうでない人がいることが知られているのですが、有効な患者では疲弊前のキラーT細胞が多いこと、効かない患者では完全に疲弊化したキラーT細胞が多いこともわかってきました。

ＰＤ－１とＣＴＬＡ４はＴ細胞の活性化のごく初期に誘導されるブレーキ分子です。この段階ではまだ「減速」であって「完全停止」してはいません（図６－３）。Ｔｉｍ３、Ｌａｇ３、ＳＯＣＳ１といったほかのブレーキ分子は完全停止、つまり疲弊化する段階で出てきます。

そのため、例えばＴｉｍ３に対する抗体単独では、がん治療の効果は少ないことがわかっています。ＰＤ－１抗体とＣＴＬＡ４抗体による免疫チェックポイント阻害療法が成功した理由は、ＰＤ－１とＣＴＬＡ４がＴ細胞の活性化のごく初期の、がんに対する攻撃力が高いときに発現するブレーキだったことにあります。そのブレーキを外すことで、がんに対する攻撃力をさらに上げられるのです。図６－３では、実線から点線へと、活性状態が引き上げられていることを示しています。

ブレーキを外してアクセル全開にしたら？

ところで、抗ＰＤ－１抗体と抗ＣＴＬＡ４抗体の阻害作用は同じなのでしょうか？　どちらもキラーＴ細胞を増やすので、作用点が同じように思えます。ところが、同時に使うと相乗効果があることがわかっています。つまり、抗ＰＤ－１抗体と抗ＣＴＬＡ４抗体は、厳密には作用点が異なると考えられます。

図４－５で示したＴｒｅｇ細胞の免疫抑制メカニズムを思い出していただくと、ＣＴＬＡ４はＴｒｅｇ細胞で常に強く発現していることがわかります。また図６－２でわかるように、がん組織にはＴｒｅｇ細胞がたくさんあります。これがキラーＴ細胞の作用を抑えてしまっていることは、容易に想像がつきます。実は、抗ＣＴＬＡ４抗体は、キラーＴ細胞を増やす作用よりもＴｒ ｅｇ細胞の作用を阻害する効果の方が強いのではないかと考えられています。

だとすれば、疲弊化に関係するブレーキ分子をすべて阻害すれば、アクセル全開になって非常に強力にがんを攻撃できそうです。確かに抗ＰＤ‐１抗体と抗Ｌａｇ３抗体の併用は抗ＰＤ‐１抗体単独よりも効果が高いとして、アメリカでは悪性黒色腫の治療薬として承認されました。日本でも抗ＰＤ‐１抗体と抗ＣＴＬＡ４抗体の併用が肺がんで試されました。しかし、死亡例が相次いだことから試験が中止になりました。

ブレーキを外し過ぎると、免疫は暴走してサイトカインストームや自己免疫疾患などを起こしてしまいます。また現在の免疫チェックポイント阻害療法では、がんを攻撃するＴ細胞と普通のＴ細胞を区別することもできません。すべてのＴ細胞でブレーキを外してしまうと、免疫寛容の仕組みが破綻してしまいます。このあたりのさじ加減が難しいところです。

6・3 「疲弊化」の総元締めNR4a

完全に疲弊化したＴ細胞は、もう二度とがん細胞を攻撃する最前線に出ていけないのか？　もし、がん組織内の疲弊化したＴ細胞を若返らせて（専門用語ではリプログラミングといいます）

また前線に立てるようにしたら、がん特異的キラーT細胞が増えて強力な援軍となって、がんをやっつけることができそうです。ただし残念ながら今のところ、そのような「T細胞の若返り」に成功した例は、マウスを使った実験ですらありません。疲弊化は、遺伝子レベルで安定に刻み込まれた最終分化形態と考えられています。DNA上の修飾や染色体のクロマチン構造の変化を伴う「エピジェネティック修飾」が起きているといわれます。そもそも、そのような染色体上の変化を引き起こす分子メカニズムは、これまでよくわかっていませんでした。

それが２０１９年に、２つの遺伝子が疲弊化に重要な役割を果たしていることが相次いで報告されました。１つはＴｏｘ、もう１つはＮＲ４ａです。どちらも疲弊化したT細胞で高く発現しており、これらの遺伝子をなくしたT細胞は疲弊化しにくく、抗がん効果が極めて強くなることが報告されました。ただし、ＴｏｘはＤＮＡに結合するものの、どのようにして疲弊化を起こすのか詳細はよくわかっていません。

ＮＲ４ａが疲弊化に重要な分子であることは、私たちとアメリカのアンジャナ・ラオ博士との共同研究で初めて明らかになりました。ＮＲ４ａは核の中に存在する転写因子で、核内受容体の一種です。核内受容体は、生理活性物質（リガンド）が結合することで核に移動してＤＮＡに結合し、ｍＲＮＡへの転写を制御するタンパク質です。ＮＲ４ａのリガンドが何なのかは、まだわかっていません。外から物質を何も加えなくてもＮＲ４ａはＤＮＡに作用できるので、リガンド

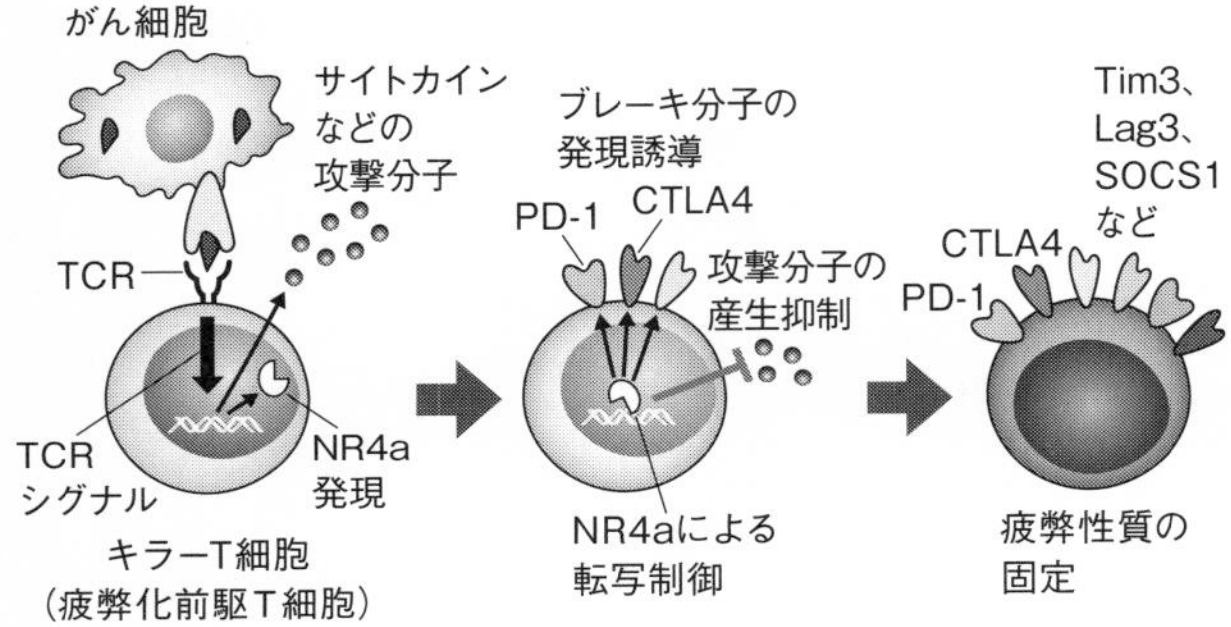

図 6-4　**キラーT細胞における NR4a の機能**

はないのかもしれないといわれています。

ＮＲ４ａには、ＮＲ４ａ１、ＮＲ４ａ２、ＮＲ４ａ３が知られ、機能的にはどれも同じと考えられています。これらはＰＤ－１、ＣＴＬＡ４、Ｔｉｍ３、Ｌａｇ３、ＳＯＣＳ１といった多くの抑制性分子の遺伝子の発現を直接上げることができます（図６－４）。一方でインターフェロンγ（ＩＦＮγ）のようなサイトカインやがんを攻撃するグランザイムという分子などの産生は抑制することがわかりました。つまりＮＲ４ａは疲弊化の総元締めとなる転写因子だったのです。

ＮＲ４ａは線虫から哺乳類まで広く保存された遺伝子で、そのことからも極めて重要な役割を果たしていることが予想されます。ただし、Ｔ細胞の疲弊化との関連はまったく知られていませんでした。私たちは別の方向から、ＮＲ４ａがＴ細胞の疲弊化に重要な役割を持つことを見いだしたのです。

というのは、私たちはＴｒｅｇ細胞をつくる遺伝子としてＮＲ４ａを見つけたのでした。Ｔｒｅｇ細胞は胸腺で生まれることがわかっています。Ｆｏｘｐ３がＴｒｅｇ細胞を性格づける最も重要な遺伝子であることは説明しました。ではＦｏｘｐ３はどうやって胸腺で誘導されるのでしょうか？　私たちはＦｏｘｐ３の発現を上げることができる転写因子を片っ端から探していきました。その結果、胸腺において、まずＴＣＲのシグナルによってＮＲ４ａが誘導されて、その後にＦｏｘｐ３が転写されることを突き止めました。ヘルパーＴ細胞でＮＲ４ａをなくすと、Ｔｒｅｇ細胞ができないこともわかりました。すなわちＮＲ４ａは、胸腺においてＴｒｅｇ細胞の誘導に必須の因子なのです。

広がるNR4aの可能性

話はそこで終わりませんでした。きっかけは、２０１７年、韓国で開催された学会で、前出のアメリカのアンジャナ・ラオ博士というT細胞研究で著名な学者が偶然、私の隣に座ったことです。話をしていると、ラオ博士たちのグループは、まさにキラーT細胞の疲弊化を誘導する遺伝子を追っており、ＮＲ４ａを有力な候補として調べていることがわかりました。たちまち意気投合し、共同研究をスタートさせました。

私たちは、自分たちが作成したＮＲ４ａのないマウスをラオ博士らに送り、解析してもらいました。NR4aがないとTreg細胞ができないので、マウスは全身の炎症ですぐに死んでしまいます。そこでいくつか工夫をして、キラーT細胞でだけNR4a遺伝子をなくす方法を開発しました。予想通り、キラーT細胞でだけNR4a遺伝子がないと、T細胞は疲弊しにくく、がんを強力に排除しました。つまりNR4aは、ヘルパーT細胞ではTreg細胞の誘導に働く遺伝子ですが、キラーT細胞では疲弊化に働く遺伝子、つまり免疫寛容の要となる遺伝子だったのです。

さらに偶然にも、NR4aがアナジーをつかさどる遺伝子であることを、中国のチェン・ドン博士らのグループが報告しました。第4章で述べたように、アナジーは、CD28やサイトカインの副刺激がなく、TCR刺激のみが入るときに起きる、T細胞の不応答状態です。アナジーと疲弊は区別がつかないほどよく似ています。ドン博士らは、NR4aがアナジー状態で強く発現すること、NR4aがないとアナジーになりにくいことを発見したのでした。ドン博士の論文は2019年に私たちの論文とともに『Nature』に同時に掲載されました。

これらの結果から、NR4aを阻害すれば強い抗がん免疫を誘導できることは、容易に想像されます。私たちはNR4aの阻害剤を探索し、マウスモデルではありますが、阻害剤の投与によってがん組織内のキラーT細胞の数は増え、Treg細胞の数は減少し、抗がん効果が増強されることを見いだしました。NR4aは、新たな免疫チェックポイント阻害療法の標的として注目されています。

　それでは、疲弊をつかさどるＮＲ４ａやＴｏｘを疲弊化したＴ細胞でなくしてやれば、Ｔ細胞は若返り、前線に出ていくことができるのでしょうか？　それは、まだ完全にはわかっていません。ＮＲ４ａもＴｏｘも疲弊に向かわせる遺伝子であって、疲弊を維持しているわけではない可能性も残されています。いったん疲弊に陥ったＴ細胞はなかなか反応しないので、遺伝子をいろいろ操作してＮＲ４ａをなくすことが極めて難しいのです。

　しかし私たちの夢は、完全に疲弊してしまって元気のないＴ細胞をもう1回若返らせたい、というものです。それは、がんだけではなく老化の阻止にも関わるもので、第7章でもう一度取り上げます。

6・4　免疫でがんを治療する!?

強化したＴ細胞を体内に戻す「ＣＡＲ-Ｔ療法」

皆さんは『ミクロの決死圏』という映画をご存知でしょうか？　１９６６年に公開された、非

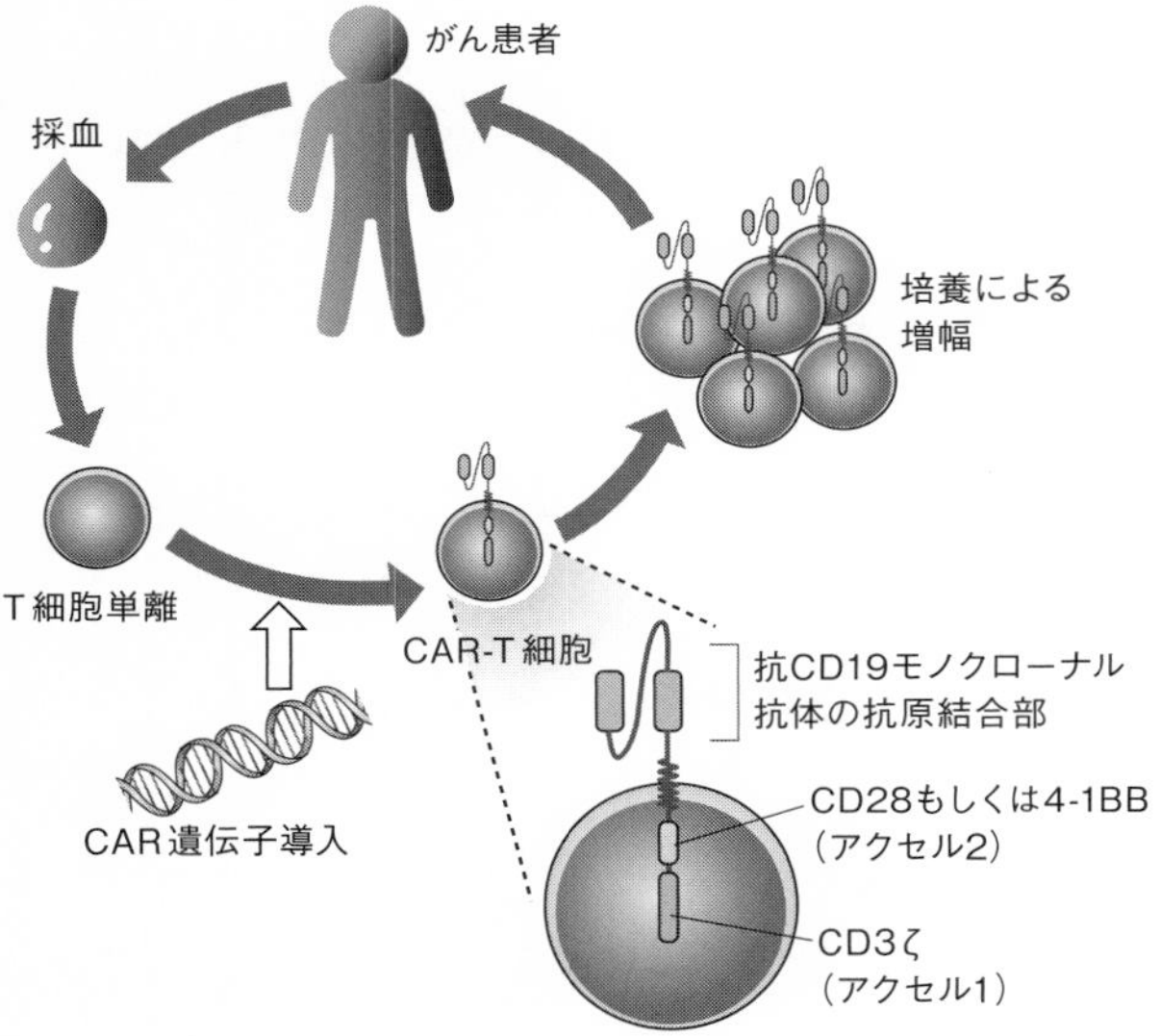

図 6-5　**キメラ抗原受容体（CAR）T細胞の構造とがん治療**

常に斬新なアメリカのSF映画です。医療チームを乗せた潜水艇をミクロ化して体内に送り込み、脳の患部に到達して手術を行う、というものです。潜水艇をミクロ化するのは無理でも、もし細胞くらいの大きさのミクロマシンが患部に到達して治療をしてくれたら……。夢のような話に思えますが、実は、T細胞がそのようなミクロ細胞医薬品として使われようとしています。

がんに集まったT細胞を取り出し、増やしてから援軍として体内に戻す「T細胞移入療法」は、以前から行われていました。さまざまな工夫が重ねられ、とても効果があった患者もいます。一方で無効な例も多く、結果は一定しませんでした。そもそも、がんに集まっているT細胞がすべてがんを攻撃しているわけではないですし、疲弊したT細胞はなかなか増えません。そこで、がんに集まっているT細胞のTCR遺伝子をクローニングして、それをフレッシュなT細胞に遺伝子導入して体内に入れる「TCR‐T療法」が考案されています。しかし、確実にがんを攻撃するTCRを選ぶのが難しいとされています。

そこで、キメラ抗原受容体（chimeric antigen receptor：CAR）が考案されました。キメラと付いているのは、がん抗原を特異的に認識できる抗体と、T細胞のアクセルシグナルを発生する分子を、遺伝子操作により融合させているからです（図6‐5）。患者の血液からT細胞を採取し、試験管の中でCAR遺伝子をT細胞に導入して体内に戻すのです。これを「CAR‐T細胞療法」と呼びます。

このCARの構造を最初にデザインしたのは、イスラエルのゼリグ・エシャール博士です。彼のCARは第1世代と呼ばれ、アクセルシグナルを発生する分子として使ったのは、アクセル1（図4‐6）であるTCRのシグナルを伝えるCD3ζと呼ばれる部位だけでした。第1世代のCARは、臨床的な有効性を示せなかったといわれています。これにアクセル2である4‐1BBという分子（これまでアクセル2をCD28としてきましたが、4‐1BBも似たような作用がありますす）を加えたのがカール・ジューン博士でした。

最初の臨床応用に使われたCAR－T細胞は、B細胞を認識する抗CD19抗体を持つものでした。2010年にB細胞の血液がんを患う男性患者、次いで2011年に当時7歳のエミリーという女児に対して行われました。男性患者は完治しましたが、2021年に新型コロナウイルス感染症のために亡くなりました。エミリーは、完治して現在でも生存しています。しかし、その子は当時、CAR－T細胞の投与が引き起こしたサイトカインストームのために危篤状態に陥りました。そこでジューン博士はトシリズマブを投与し、事なきを得たのでした。トシリズマブは岸本忠三博士らが開発したIL－6受容体の抗体です（図3－2）。ジューン博士がトシリズマブを使おうと思いついたのは、彼には若年性関節リウマチを患う娘がいて、トシリズマブの有効性を知っていたから、という話があります。

その後、CAR－T療法の目覚ましい効果が認められ、2017年にアメリカ食品医薬品局（FDA）から認可されました。日本でも2019年にノバルティス社のキムリアが認可されています。当時1回の治療に3000万円かかるとして話題になりました。CAR－Tが画期的なのは、優れた治療効果もありますが、遺伝子を導入してT細胞を改変して体内に戻すという遺伝子治療の一種であることと、初めての細胞医薬品であることです。

進むCAR－T細胞の改造

現在、ＣＡＲ－Ｔ技術は進化を続けており、難治性の多発性骨髄腫など、血液悪性腫瘍への応用が進められています。しかし、再発例も見られるようになりました。さらに、臓器や組織などに腫瘍ができる固形がんへの適応は、なかなか成功していません。原因として、ＣＡＲ－Ｔ細胞が腫瘍内に思うように浸潤してくれないことと、ＣＡＲ－Ｔ細胞も疲弊し抗がん効果が長く続かないことが挙げられています。ＣＡＲ－Ｔ細胞は遺伝子操作が可能なので、特定の遺伝子を発現させせたり、ゲノム編集によってＰＤ－１などのブレーキ分子をなくし、疲弊化しにくいＴ細胞をつくり出すことが試みられています。

ゲノム編集とは、主にＣＲＩＳＰＲ／Ｃａｓ９（クリスパー・キャスナイン）と呼ばれる分子を利用して、思い通りに標的遺伝子を改変する技術です。ＣＲＩＳＰＲ／Ｃａｓ９は、ガイドＲＮＡというＲＮＡ部分を含有しており、このＲＮＡに相補的なＤＮＡ部位を切断します。そのためにゲノムの中の任意の場所（例えばＰＤ－１遺伝子）を破壊することができます。さらにＣＲＩＳＰＲ／Ｃａｓ９を細胞に導入するときに、置換したいＤＮＡを同時に入れておくと、遺伝子の置換（例えばアミノ酸１個の置換）が可能になります。これによって遺伝病の治療が可能になると期待されています。アメリカではすでに、難病の血液疾患の治療法として承認申請がなされています。ＣＲＩＳＰＲ／Ｃａｓ９の発見者であるアメリカのジェニファー・ダウドナ博士とフランス出身のエマニュエル・シャルパンティエ博士は、２０２０年のノーベル化学賞を受賞しています。

　これまでのＣＡＲ遺伝子は、Ｔ細胞のアクセル１とアクセル２を搭載したものがほとんどでした。しかしアクセル３（図４－６）、つまりサイトカインやそのシグナルもＴ細胞の活性化や増幅に重要です。そこで山口大学の玉田耕治教授らは、ＣＡＲ遺伝子導入時にサイトカインのＩＬ－７とＣＣＬ19を産生できるようにしました。ＩＬ－７はＩＬ－２に似たサイトカインで、記憶Ｔ細胞の増殖を促します。ＣＣＬ19は、Ｔ細胞を集めるケモカインと呼ばれるサイトカインの一種です。Ｔ細胞をがん組織に集める、つまり援軍を呼び寄せる役割を果たします。

　サイトカインのシグナルはどうでしょうか？　図５－３で説明したようにサイトカイン受容体の下にはＳＴＡＴがあります。ＳＴＡＴ３やＳＴＡＴ５を活性化できる部位をＣＡＲに導入することも試みられています。一方、ブレーキを外すことも当然、考えられています。ＰＤ－１、ＳＯＣＳ１、ＳＯＣＳの仲間のＣＩＳＨ、チロシン脱リン酸化酵素などの遺伝子をゲノム編集で壊すことが試みられ、ヒトＴ細胞でも一定の成果が得られています。

　最近は２つ以上の組み合わせ、例えばブレーキ遺伝子を破壊しアクセルの遺伝子を導入すること、２つのブレーキを同時に破壊することなども試みられています。例えば、アクセルのＪｕｎという遺伝子を導入し、同時に疲弊に関連するＮＲ４ａ３遺伝子を破壊すると、非常に強力な抗がん効果が得られることが報告されました。またＴＧＦ－βは、がん組織内で強く発現しており、Ｔ細胞の強力なブレーキ・サイトカインです。そこで、ＴＧＦ－βの刺激が入らないようにしたＣＡＲ－Ｔ細胞も試されています。

このように可能性があるものはすべて試みられているのが現状で、多くの企業が参入し、これらの改造ＣＡＲ－Ｔ細胞をArmored CAR-T（武装ＣＡＲ－Ｔ）と呼んでいます。ほかにもＮＫ細胞を使うＣＡＲ－ＮＫも開発されています。今後もＣＡＲ－Ｔ細胞の改造は続くと思われます。

がんキラーをがん細胞に突入させる「Ｂ・ｉＴＥ療法」

なぜＣＡＲ－Ｔ細胞にしてまで、がん特異的なキラーＴ細胞を増やして動員させる必要があるのでしょうか？　それは、自然にできるがん特異的なキラーＴ細胞の数が少ないからです。ＣＡＲ－Ｔ細胞は、がんに特異的でないありふれたＴ細胞も、「がんキラー」として動員できるところがミソなのです。

では体内にある普通のＴ細胞を、がんに無理やりにでも接近させて活性化してやれば、がんを十分やっつけることができるのでしょうか？　実はそんな夢のようなことを実現する方法も開発されています。抗体を改造してキラーＴ細胞やＮＫ細胞をがん細胞に突入させる「Ｂ・ｉＴＥ（Bi-specific T-cell engager）療法」です。

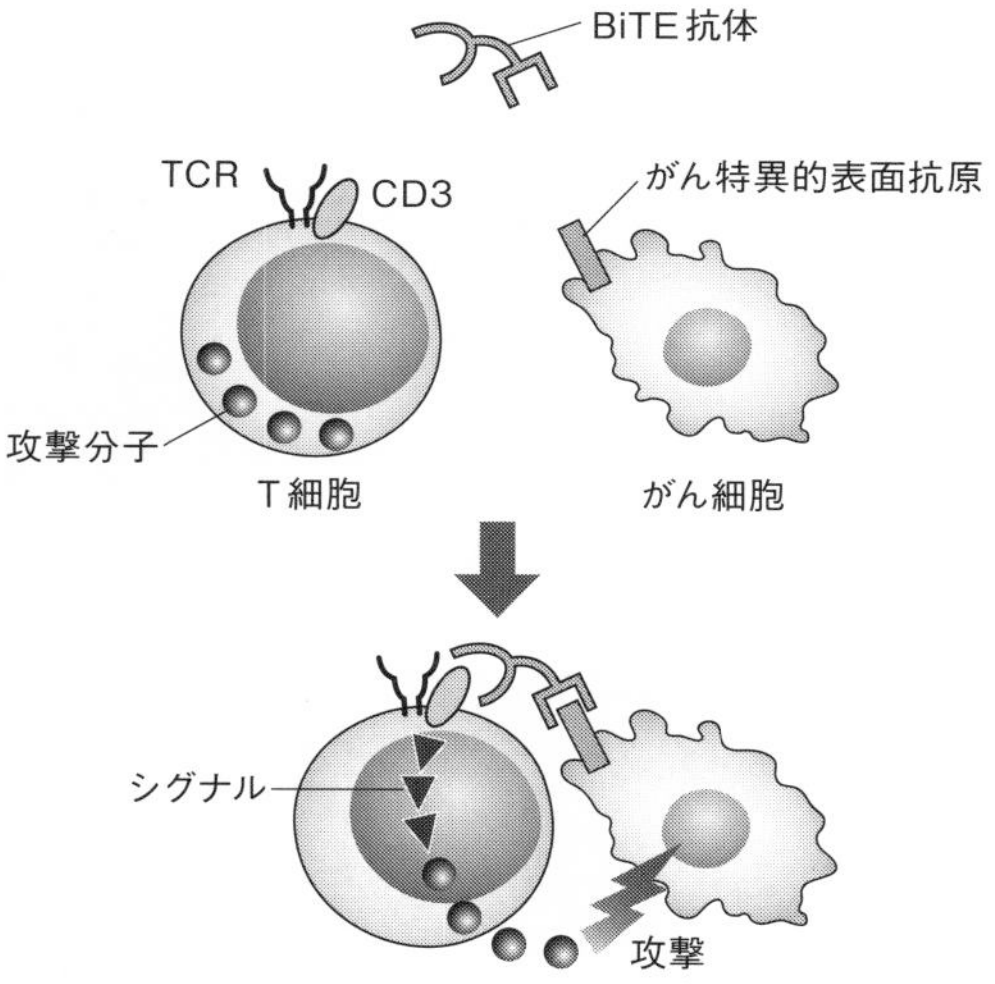

図 6-6　BiTE 抗体の原理

ＢｉＴＥ抗体は２本の手を持っています。そのうちの一方の抗体をがん細胞に結合するように、もう一方の抗体をＴ細胞に結合するようにした、２重特異性抗体です（図６－６）。この方法ならば、体内にあるキラーＴ細胞をそのまま使うので培養の必要がなく、安価に、即、治療が可能です。ビーリンサイトという商品名で販売されているＢｉＴＥ抗体は、Ｂ細胞とＴ細胞をつなぐ抗体で、すでにＢ細胞性急性リンパ性白血病の治療に使われています。

　Ｔ細胞側の抗体は、ＴＣＲを構成するＣＤ３という分子に結合します。これによってただ結合するだけではなく、ＴＣＲを活性化することができます。さらに、ＣＤ３だけではＴ細胞のアナジーを誘導する可能性があることから、ＣＤ28の刺激が入るように工夫した３重特異抗体、ＮＫ細胞を呼び込む３重特異抗体も開発されています。一部の血液がんではＢｉＴＥ抗体はＣＡＲ－Ｔ細胞に匹敵する効果も報告されています。しかし、そもそも自身のＴ細胞は疲弊していることも多く、さらなる改良が必要と考えられています。

抗体によるがん治療は、長足の進歩を遂げています。ここでは詳しく取り上げませんが、光免疫療法として知られる抗体療法も有名です。これは、光を当てると毒性を持つ物質に転換する化合物を抗体につけ、その抗体をがん細胞に結合させて光を当てることでがんの部位だけを殺す方法です。そのほか抗体を改良した多くの開発例があります。

再生医学と免疫学の融合で、がん治療が変わる

現在のＣＡＲ－Ｔ療法やＴ細胞療法は、患者から取り出した自家Ｔ細胞を使うオーダーメイドなので、とても高額になります。もっと効率よく、安価で誰もが利用できるＴ細胞をつくれないだろうか？　Ｔ細胞を大量に作製し、凍結し、必要なときに使えるようにできないだろうか？　しかも若返ったＴ細胞で。実はそういう試みも精力的に行われています。

がん抗原を認識できるＴＣＲを有するＴ細胞からｉＰＳ細胞を作製し、そのｉＰＳ細胞からＴ

細胞を再生できれば、がん抗原を認識するT細胞だけを量産することができるでしょう。京都大学の河本宏博士のグループと東京大学の中内啓光《ひろみつ》博士らのグループは、2013年に世界で初めて、iPS細胞を使って、がん抗原に反応するヒトのキラーT細胞を再生することに成功しました。

人の体をつくる数十兆個の細胞は、たった1個の受精卵から増えたものです。受精卵はどんな細胞にでもなれる万能性を有しています。一方、皮膚の細胞やT細胞など分化してしまった細胞は、もはや後戻りはできないと考えられてきました。山中伸弥博士の研究グループは2006年、4つの遺伝子（山中4因子）を皮膚細胞に導入して、受精卵のような万能性を有するiPS細胞（人工多能性幹細胞）をつくることに成功しました。例えるなら、赤ん坊が成長して大人になった後に、大人を再び赤ん坊に戻すようなものです。iPS細胞の優れた点は、このような万能性を有しながら無限に増殖できることです。T細胞もiPS細胞になります。iPS細胞からは、さまざまな細胞をつくり出すことができます。T細胞に戻すことも可能です。この発見により山中博士は2012年、ノーベル生理学・医学賞を受賞しています。

iPS細胞は無限に増えてくれるので、大量に用意できますし、遺伝子操作も容易です。このためCARやがん特異的TCRを導入した、疲弊化しないT細胞をつくることができると期待されています。現在のところ臓器移植と同じく拒絶反応のために他人のT細胞を移植することは、そう簡単ではありません。しかし、iPS細胞からT細胞を再生する手法は、その後も改良が重ねられており、他人のiPS細胞からでも治療に使える再生キラーT細胞の量産が可能になりつつあります。

実際に、京都大学iPS細胞研究所の金子新博士らの研究グループは、国立がん研究センターなどと連携し、CAR発現iPS細胞由来のNK細胞（今回はiPS細胞からの誘導の容易さからT細胞ではなくNK細胞が使われています）を作製し、実際のがん患者に投与する臨床研究を行いました。iPS細胞研究所の山中伸弥所長（当時）は「iPS細胞ストックを用いた本プロジェクトを進めることによって、安定した品質での細胞治療を可能にするとともにコスト削減につながることを期待します」とコメントしています。

iPS細胞から臓器をつくることも夢のある話ですが、形をつくり上げ長期間体内で安全に機能させるには、さらなる研究が必要です。一方、免疫細胞は長期間存在する必要はなく、がんが消えたらなくなっても構いません。iPS細胞の本格的な実用化は、がんの免疫療法が最も早いかもしれません。

iPS細胞からつくることができる免疫細胞は、T細胞やNK細胞だけではありません。樹状細胞や、脳内の免疫細胞であるミクログリアをつくることも可能です。第8章で詳しく述べますが、ミクログリアは、アルツハイマー病などの神経変性疾患や脳梗塞において、脳内の環境整備に重要な役割を果たしているとして注目されている細胞です。老化したミクログリアを元気なミクログリアに置き換えられれば、認知症の治療に使えるかもしれません。九州大学の中島欽一教授らは、ヒトiPS細胞から効率良くミクログリアをつくる方法を開発しています。山梨大学の小泉修一教授らは、なんと鼻から注入すると、手術せずに効率よく脳内にミクログリアを送り込むことが可能であることを見つけています。iPS細胞からつくられたミクログリア移植による新しい「細胞治療法」が開発されることが期待されます。

再生医学と免疫学の融合が、まったく新しい再生医療を切り開く鍵となりそうです。

第7章

老化を免疫で止められるか

7・1 細胞の老化

老化細胞を除去すると加齢現象が改善

死は、すべての人にとって避けることのできない現実です。しかし、できるだけ健康で長生きしたい、死の直前まで人生を謳歌したい、というのは万人の願いではないでしょうか。ただし現実は、がん、感染症、あるいは認知症や脳卒中のような病気で、晩年はどうしてもＱＯＬ(quality of life：生活の質）が低下します。

なぜ老化が進むのか？ 若返ることはできないまでも、加齢による障害、機能不全を遅らせることができないか？ それらの課題に今、多くの研究者がさまざまな角度から取り組んでいます。一つの説として「加齢によって臓器内に老化した細胞がたまる。そのために臓器が機能不全に陥る。これが老化の本体である」というものがあります。細胞の老化については次項で述べますが、ここでは老化細胞の除去について解説します。

２０１１年に驚くべき報告がなされました。老化した細胞を遺伝子工学的に除去できるマウスが開発され、老化細胞の除去によって加齢に伴う筋肉量の低下などが抑制されたのです。続いて、同様の老化細胞除去によって、加齢に伴って生じる加齢性疾患の発症時期が遅れたり、寿命が長くなることも報告されました。

２０１５年にはジェームス・カークランド博士らによって、抗がん剤の一種と天然ポリフェノールの一種であるケルセチンを組み合わせた薬剤を使うと老化細胞を選択的に除去できることが報告され、一気に「セノリシス（senolysis：老化細胞除去）」という言葉が広まりました。最近では東京大学の中西真教授らのグループが、老化細胞に特異的に発現するグルタミン代謝酵素１（ＧＬＳ１）に対する阻害剤によって老化細胞を選択的に除去する新しい方法を発表しました。

抗体を用いて老化細胞を除去しようという試みも精力的に行われています。がん細胞では異常なタンパク質がつくられ、それががん抗原としてＭＨＣ（主要組織適合遺伝子複合体）に結合し、がん細胞の表面に提示されています。老化細胞でも異常なタンパク質がつくられ、それが「老化抗原」として細胞表面に発現していると考えられています。順天堂大学の南野徹教授らは、老化している血管内皮細胞に発現しているＧＰＮＭＢというタンパク質に注目しました。そして、ＧＰＮＭＢに対する抗体が老化細胞を除去し、血管を若返らせることを、マウスを用いて証明しました。

さらに南野教授らは、マウス自身に抗ＧＰＮＭＢ抗体をつくらせることを考えました。ＧＰＮＭＢとアジュバントを混ぜたワクチンを開発して、マウスに接種したのです。すると、抗ＧＰＮ

MB抗体が誘導されて老化細胞が除去され、老化に伴って生じるさまざまな現象が改善しました。

これらはいずれも、まだマウスを用いた実験の段階です。しかし将来、ワクチンで本当に老化を止めることができるかもしれない、と期待させられる結果です。

では、若い人の体内では、老化した細胞はどのように除去されているのでしょうか。がん細胞は免疫細胞によって除去されます。老化した細胞も免疫細胞によって除去されていると考えられています。端的にいえば、歳を取れば免疫系も老化します。老化とは、「免疫老化」によって老化細胞の除去が追い付かない状況、と考えることもできます。

なぜ細胞は老化するのか

老化細胞とは、細胞増殖を止めて、刺激に反応しない状態になった細胞をいいます。そもそも細胞の老化は、なぜ起こるのでしょうか？

細胞には寿命があり、各組織では死んだ細胞の不足を補うために、組織幹細胞が分裂して成熟細胞を生み出しています。細胞が分裂するたびにＤＮＡは複製されるのですが、そのときにエラーも起きます。また染色体の末端にはテロメアというＤＮＡの特殊な構造があり、分裂のたびに短くなります。テロメアが短くなり過ぎると、ＤＮＡの複製に問題が生じます。動物の体細胞を培養する場合、分裂回数が上限を超えると増殖しなくなります。ヒトでは50回程度です。この現象は「ヘイフリック限界」と呼ばれ、ＤＮＡ損傷の蓄積やテロメア短縮が原因ではないかといわれています。

肝臓の肝実質細胞のように、寿命が長く、滅多に分裂しない細胞もあります。そういう長命の細胞でも、放射線や紫外線、ミトコンドリア由来の活性酸素（酸化ストレス）、あるいは炎症が起きた際の白血球からの活性酸素などによって、ＤＮＡが損傷を受けます。そうしたエラーや損傷を修復するための酵素が多数存在しているのですが、修復が追い付かなければ突然変異となって、がん細胞の出現につながります。

ＤＮＡが損傷を受けるとｐ53と呼ばれる分子が誘導されます。ｐ53はｐ16やｐ21と呼ばれる細胞周期を止める分子を誘導し、細胞の増殖を止めるのです。細胞老化は、損傷したＤＮＡの修復ができずに突然変異が起きてしまっても細胞増殖を止めてがん化しないようにする仕組み、ともいえます。とはいえ、ＤＮＡに変異や損傷が起きることは避けられません。

最近、いろいろな動物について、腸の細胞のＤＮＡ変異と寿命との関連を調べた研究の報告がありました（図７－１）。結果は明白で、体細胞の突然変異率が高い動物ほど寿命が短い、というものです。突然変異が起こりやすい動物ほど、年齢とともに変異が蓄積していくため、寿命が短くなるのです。がん細胞と同じく老化細胞もＤＮＡ損傷や修復のエラーで出現し、そのような

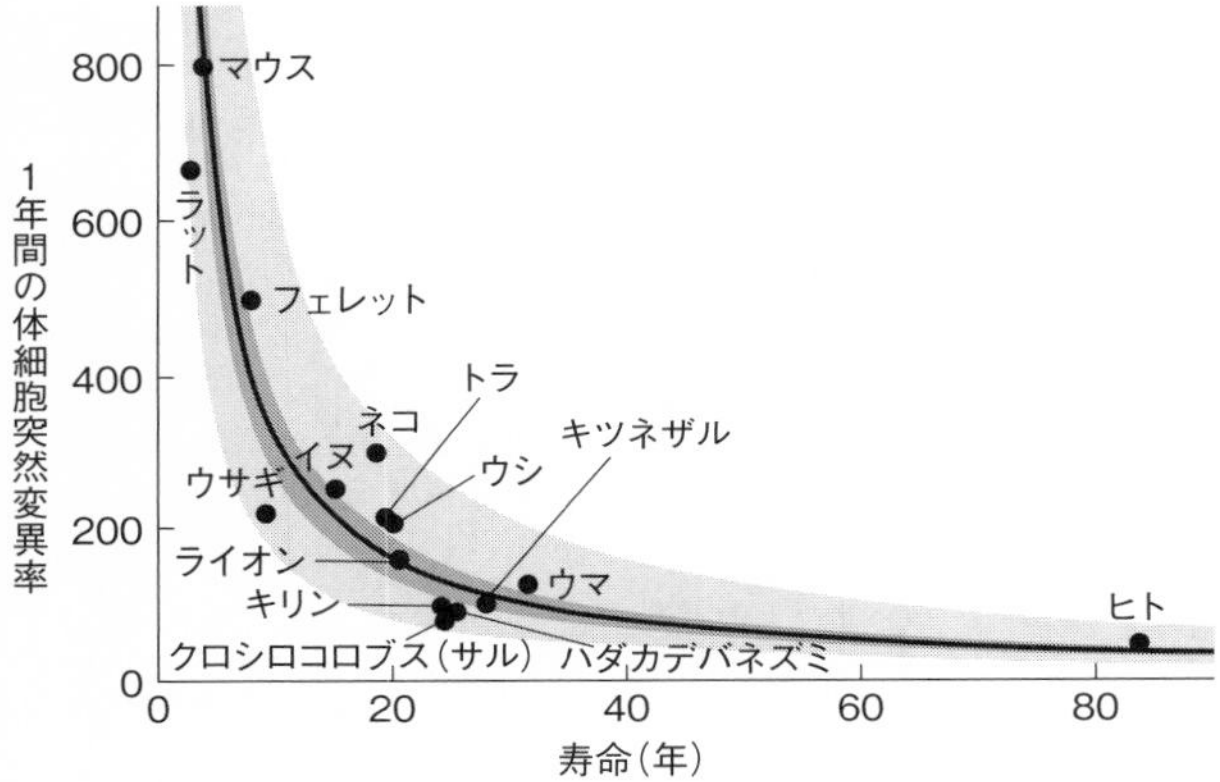

図 7-1　動物の寿命と体細胞突然変異率の関係
（Alex Cagan et al., *Nature,* 2022 をもとに作成）

細胞が多いほど老化が進み、寿命が短いと考えられます。

この論文の中で興味深い動物が取り上げられています。ハダカデバネズミです。このネズミは、アフリカのサバンナの地下にトンネルを掘って暮らす、マウスと同じくらいの大きさの齧歯類です。マウスの寿命がせいぜい3年程度なのに対して、ハダカデバネズミは観察された最大寿命が37年以上と長寿です。ハダカデバネズミは、がんをはじめ老化に関連する疾患が起こりにくいことが知られています。図7-1でも、ハダカデバネズミの突然変異蓄積率が低いことがわかります。

では、なぜハダカデバネズミは突然変異が少ないのでしょうか？　熊本大学の三浦恭子教授らのグループは、発がん性化学物質をマウスとハダカデバネズミに投与して、がんの発生頻度や組織の状態を比較検討しました。その結果、マウスは半年以内にほぼ全例がんを発症したのに対し、ハダカデバネズミは２年以上の長期にわたって１例もがんの発生が見られませんでした。

両者の大きな違いは、化学物質を投与した部位での炎症で、マウスに比べてハダカデバネズミでは炎症が低く抑えられていることがわかりました。炎症は、がんの発生の促進に働くことがわかっています。なぜハダカデバネズミでは炎症が起きないのでしょうか。三浦教授らは、ハダカデバネズミの遺伝子を調べて、炎症のトリガーとなる「細胞死」を起こす遺伝子が機能を失っていることを突き止めました。細胞が死んで炎症を誘導することは第２章で触れました。つまり、過剰な炎症ががんの発生を促進したり、寿命を短くしたりしていると考えられます。

老化細胞は免疫によって除去されている

しかし、私たちの体には免疫の監視機構があります。がん細胞だけでなく老化細胞も、キラーT細胞やナチュラルキラー細胞（ＮＫ細胞）に検知されて、大きくならないうちに殺処分され排除されていると考えられます（図７−２）。この殺処分機能を弱めると、さまざまな臓器に老化細胞が蓄積し、寿命が短くなります。

実際、老化細胞はＭＨＣ上に老化抗原を提示しています。それをキラーT細胞が認識し、攻撃

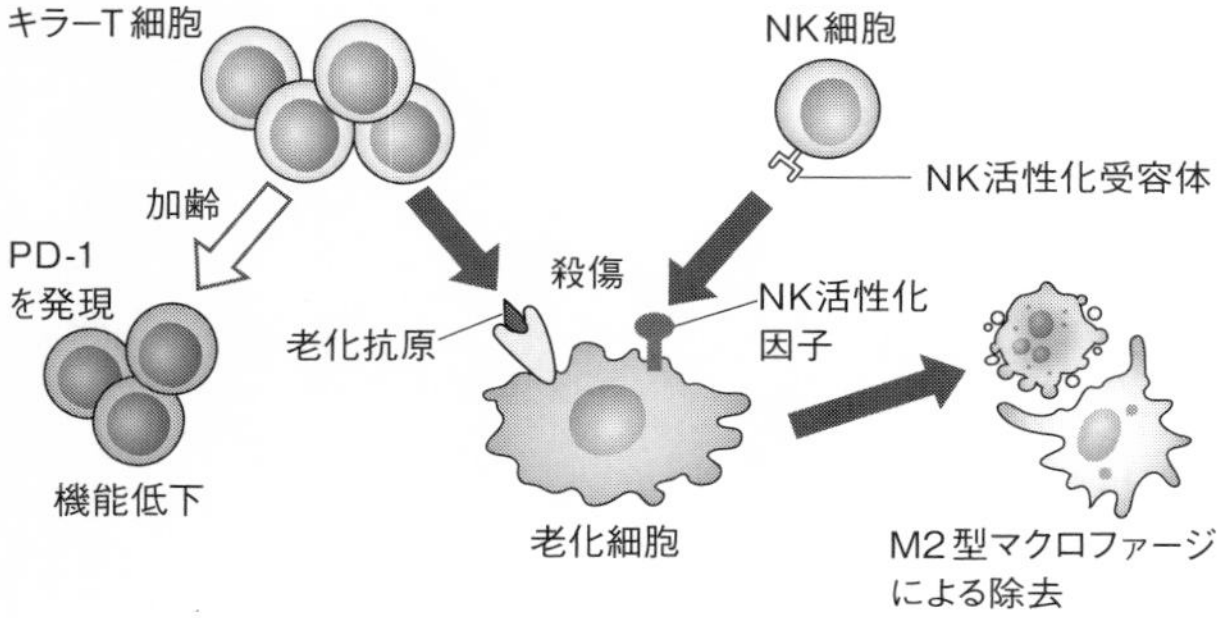

図 7-2　**免疫系による老化細胞除去の仕組み**

します。さらに老化細胞は、ある種の炎症性サイトカインを分泌することが知られています。それを細胞老化関連分泌形質（senescence-associated secretory phenotype：SASP）と呼びます。

老化細胞はNK細胞を活性化する因子も出しており、NK細胞によっても排除されることが報告されています。ちょうどウイルス感染を起こした細胞と同じです。つまり老化細胞も異物として免疫によって排除されるのです。したがって、加齢によって免疫系が不全に陥ると、老化細胞が蓄積し、それが臓器の老化、機能不全を誘導し、結果的に個体の死につながる、と考えられます。

先に述べた新しい老化細胞除去法を発表した中西教授らは、老化の指標であるp16というタンパク質を発現している老化細胞の一部がPD-L1を発現していることを見いだしました。PD-L1は、ブレーキ分子であるPD-1のスイッチを入れてT細胞の活性化を抑える分子です。また、老化したキラーＴ細胞はＰＤ－１を強く発現していることもわかりました。老化細胞のＰＤ－Ｌ１がキラーＴ細胞のＰＤ－１のスイッチを入れると、キラーＴ細胞の働きにブレーキがかかります。そのために老化したキラーＴ細胞は、効率良く老化細胞を殺処分できないのではないか、と考えられます。

試験管内の実験で、確かにＰＤ－１を発現しているキラーＴ細胞は、ＰＤ－Ｌ１を発現する老化細胞を殺傷できないことがわかりました。そこで中西教授らは、がん免疫療法で使われる抗ＰＤ－１抗体のオプジーボを投与しました。すると期待通りに、キラーＴ細胞はＰＤ－Ｌ１を発現している老化細胞を殺せるようになりました。マウス個体でもその効果は確かめられて、オプジーボ投与によって老化細胞が効率よく除去されます。オプジーボを投与した老齢マウスは握力が回復し、脂肪肝や生活習慣病の症状が改善するなど、一定の老化抑制効果が見られました。

オプジーボ投与には、自己免疫疾患や炎症を引き起こすなどの副作用もあります。ヒトに対して使うには、どの程度の投与量で老化細胞の除去が促進し老化性質が改善するのかを、慎重に検討する必要があります。また、高齢者ではＴ細胞の老化のために、ＰＤ－１抗体による免疫チェックポイント阻害療法の効果が低いことが多いといわれています。臨床で使うには、まだまだ高いハードルがあります。しかし中西教授らの実験は免疫系、特にキラーＴ細胞によって老化細胞が除去されていること、またこの過程を増強することで老化を止められる可能性を示した意義は大きいと思われます。

7・2 免疫の老化

免疫の老化と個体の老化の関係

では、免疫細胞が老化すると、個体の老化は進行するのでしょうか？　これを検証するために、ある種のDNAの損傷を修復するタンパク質の遺伝子を免疫細胞（正確には血液細胞全体）で選択的に欠失させて、免疫系の老化を早期に引き起こすマウスが作製されました。細胞老化はDNA修復のエラーで起きるので、DNA修復酵素がないと細胞老化が促進されます。ただし、このマウスは血液系以外の一般的な臓器は遺伝子的には正常です。

この免疫老化促進マウスは、成人するまでは健康でしたが、その後、急速にリンパ球を含む白血球数が低下し、細胞性免疫機能や抗体反応も大きく低下して、寿命が通常の半分以下に短縮しました。しかも免疫系だけを老化させたのに、多くの臓器の細胞でも老化の指標であるp16の発現やDNA損傷の増加が見られました。つまり、免疫細胞が老化すると個体の老化が進む、といえそうです。

では逆に、老齢マウスに若い免疫細胞を移植すれば、個体の老化は止められるのでしょうか？　老齢のマウスに若い免疫細胞を移植すると、その組織では老化の指標であるｐ16を発現している細胞が減少しました。寿命が伸びたのか、までは論文には記載されていませんが、組織は若返っていたということです。これらの結果は、免疫系が老化するとさまざまな組織の老化が促進されること、逆に免疫系を若返らせることができれば老化を止めて寿命を延ばせる可能性を示しています。

では、組織の老化細胞除去は免疫系に良い影響を与えるのでしょうか？　マウスモデルではありますが、老齢マウスにおける老化細胞除去後の免疫応答が調べられています。老齢マウスにコロナウイルスを感染させると、マウスは老化と炎症がさらに進み、ほぼ１００％死亡します。若いマウスはまったく死にません。新型コロナウイルスの感染で死亡するのは高齢者が多いことと共通していますね。しかし感染する前または後に、薬剤による老化細胞除去を行うと、炎症マーカーが有意に減少し、抗ウイルス抗体も増加し、死亡率が低下しました。組織の老化細胞除去が、免疫老化を回復させる可能性が示されました。

組織、つまり個体の老化と免疫の老化は、互いに促進し合っている関係なのです（図７－３）。したがって、どちらかを止めれば、もう一方も止まると考えられます。

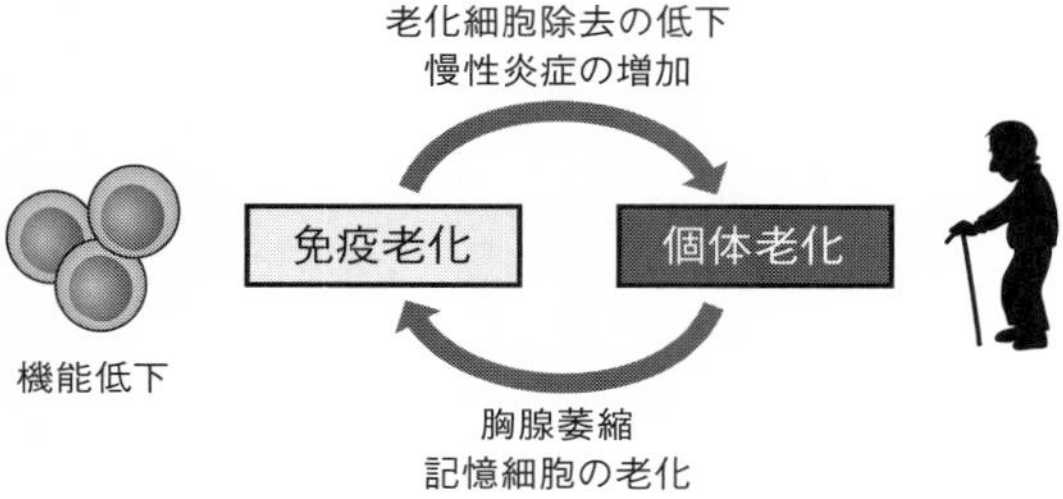

図 7-3　**免疫老化と個体老化**

免疫老化は炎症を誘導し老化を促進する

免疫老化による免疫機能低下は、感染症に対する抵抗性を弱めます。また、免疫監視機構の働きが低下するために、がんの発生が増加したり老化細胞が蓄積したりします。そのために寿命が短縮することを述べてきました。しかし、それだけではありません。

先ほど、ハダカデバネズミでは炎症が起きにくいので、がんも発生しにくいのだろう、と述べました。そこから推測できるように、炎症が老化を促進し、寿命を短くしている可能性があるのです。同様に第3章で登場した、コロナウイルスの運び屋であるコウモリも、炎症を起こす遺伝子が欠落しており、炎症が起きにくいので長生きします。オオコウモリの一種は40年くらい生きるそうです。

最近、１００歳以上の「百寿者」を中心に、加齢に伴う多く

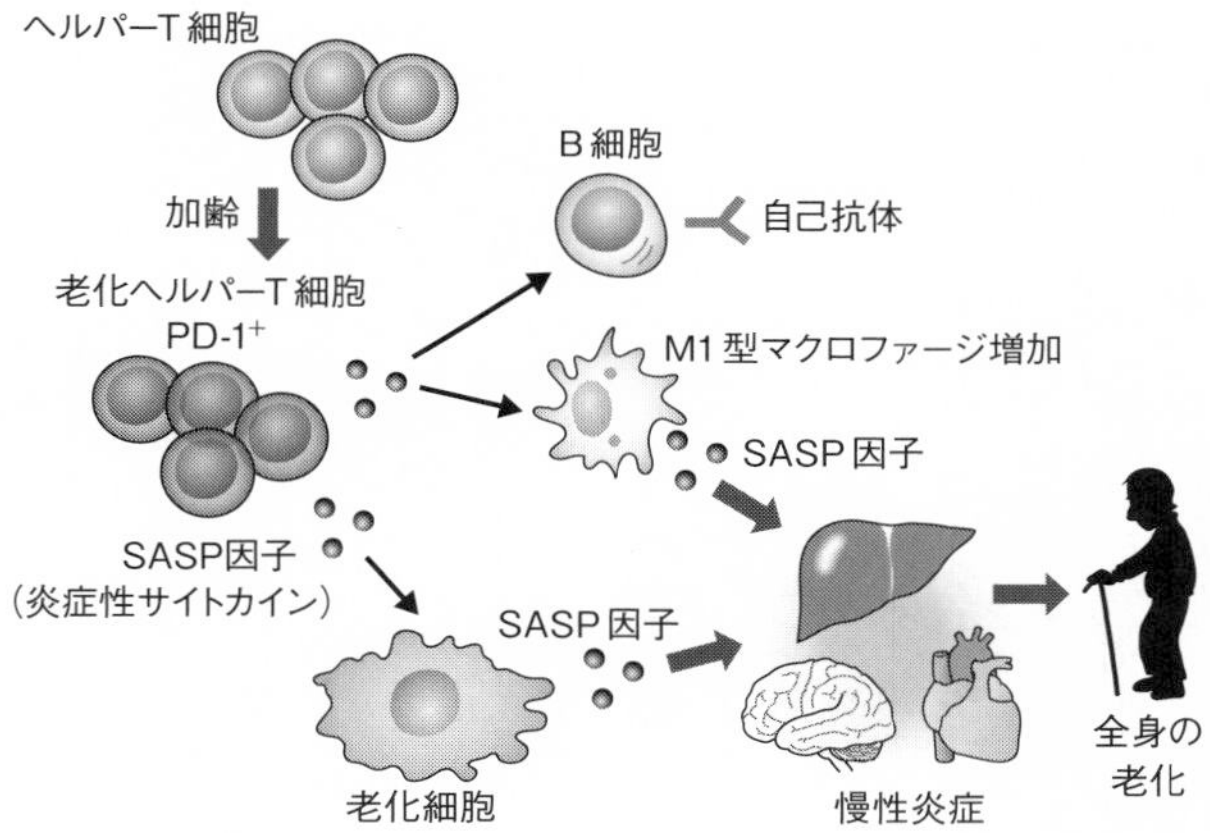

図７-４　老化ヘルパーＴ細胞による慢性炎症の誘導と老化の促進

の疾患と免疫指標の関連を調べた研究が報告されています。加齢によって免疫系は老化するのだから炎症が起きにくくなる、と思われがちです。しかし実は逆で、加齢とともに炎症が増加し、炎症が強い人ほど余命が短くなっています。

これの原因の一つはヘルパーT細胞の老化と考えられています。老化ヘルパーT細胞は、ヘルパーとしての機能は低下するのですが、インターロイキン-６（ＩＬ-６）やオステオポンチンなど炎症性のサイトカインは余計に分泌します（図７-４）。またＩＬ-21も産生します。老化ヘルパーT細胞が分泌する炎症性物質は、老化細胞が分泌するＳＡＳＰ因子の仲間です。

老化ヘルパーT細胞が産生するオステオポン

チンやIL－21はB細胞を刺激して、自分自身に反応してしまう自己抗体産生を促進すると考えられます。また老化ヘルパーT細胞は、肥満により脂肪組織に集積することが報告されています。そしてオステオポンチンやIL－6などのSASP因子が慢性的脂肪炎症を引き起こし、インスリン抵抗性などの生活習慣病の原因になることが示唆されています。

また加齢によって、炎症を起こしやすいM1型マクロファージが増え、老化した細胞の除去や組織の修復に働くM2型マクロファージが減少します。老化細胞自身もSASP因子を放出し、老化ヘルパーT細胞によってさらにこれらの性質は加速されます（図7－4）。こうして起きる免疫老化に付随すると考えられている慢性炎症は、心血管疾患、動脈硬化症、がん、糖尿病、慢性腎臓病、非アルコール性脂肪肝、自己免疫疾患や神経変性疾患などの老化関連疾患を促進することがわかってきました。このような加齢に伴う慢性炎症による老化の促進を「炎症老化（inflammaging）」と呼びます。

まとめると、特に免疫系の老化が個体の老化に及ぼす効果には、2つあります。1つは主にキラーT細胞などの老化による老化細胞除去の低下、もう一つはヘルパーT細胞やマクロファージの老化による慢性炎症の増加、ということができます。

ただし、これまでの老化T細胞の話は、マウスで確認された現象をもとにしています。ヒトの場合は正確には、T細胞の加齢が進むとパーフォリンやグランザイムといった細胞を殺す作用を持つ分子を発現し、細胞を殺す活性を持つキラー様ヘルパーT細胞に変化することが知られています。実際、ヒトの皮膚の老化細胞はクラスⅡ ＭＨＣとサイトメガロウイルス抗原を発現しており、キラー様ヘルパーT細胞によって殺されることが報告されています。キラー様ヘルパーT細胞は百寿者に多く、もしかしたら長寿の要因かもしれません。その意義については今後も研究が必要だろうと思います。

なぜ加齢によって免疫系は老化するのか

免疫老化、慢性炎症、個体老化は、密接な関係があることがわかりました。しかし、そもそも免疫系が老化する原因や個体老化を引き起こす分子的な基盤の理解は、いまだ乏しいのが現状です。ただし、少しずつわかってきたこともあります。

まずT細胞について見ると、加齢によって、生まれたてで抗原にまだ出会っていないナイーブT細胞は激減し、高齢者の血液中のT細胞の多くは記憶型になります。T細胞は胸腺で生まれます。この胸腺が年齢とともに萎縮していくのです。特に50歳を過ぎると顕著に萎縮し脂肪組織に置き換わります。このために新しく生まれるナイーブT細胞が減少し、代わって記憶型のT細胞が増えていきます。しかも、理由はよくわかっていませんが、記憶T細胞はどんどん「疲弊化」していきます。

疲弊化は、特にキラーT細胞で顕著です。加齢によるナイーブT細胞の減少や疲弊化記憶T細胞の増加は、感染の慢性化やがんの増加につながり、老化T細胞の増加は老化を促進する慢性炎症の増加や自己免疫疾患の増加につながると考えられます。

胸腺は、加齢だけではなく強いストレスでも萎縮します。ただしこれは一過性で、ストレスが除かれれば、また元に戻ります。強靱な体を持つスポーツ選手は免疫能も高く、風邪などひかないだろうと思われがちですが、激しい練習や競技会のストレスで胸腺が萎縮し、T細胞が減って免疫能は低下しています。このために優秀な選手でも白血病に冒されることがあるのです。また虐待によっても胸腺は萎縮します。痛ましいことに、両親からの虐待で死亡した5歳の女の子の胸腺が委縮していたことが、解剖の記録に記されているそうです。若い人の場合、ストレスがなくなれば胸腺は再び大きくなりますが、加齢による萎縮は戻らないと考えられています。

骨髄は、加齢によって胸腺ほど萎縮することはありませんが、骨髄の支持細胞が老化し、T細胞ほどではないにしても新しく生まれるB細胞は減少するといわれています。

自然免疫はどうでしょうか？　これもさまざまなことがいわれていますが、一般的に加齢によって骨髄での造血は、赤血球とリンパ球は減少し、単球、好中球への分化が増加するといわれています。高齢者がサイトカインストームを起こしやすいと述べましたが、それには、この自然免疫系が強くなる傾向が関与しています。さらに単球から分化するマクロファージも炎症性のM1

型が多く、貪食や組織修復に関わるＭ２型が減少します。このマクロファージの変化も、高齢者で老化細胞の除去が減ることと慢性炎症が増えることに結び付いています。

7・3 老化は止められるのか

老化と疲弊の関係

「老化」と前項に出てきた「疲弊」との関係は、どのようになっているのでしょうか？　老化は、ＤＮＡ損傷を修復するために起きる細胞分裂が停止している状態で、長い年月をかけて起こります。疲弊は、長期間抗原に曝露された後に起こる機能低下状態です。そのため疲弊は、若い個体でも起こり得ます。

この2つは、異なるメカニズムで機能低下を招いていると考えられています。ただし、高齢者の老化Ｔ細胞の集団はＴＣＲのレパートリーが少なくなることから、老化抗原や自己抗原の刺激を受けてもとの1個の細胞が何度も細胞分裂を繰り返して生き残っている可能性が高いと考えられます。つまり老化Ｔ細胞も疲弊Ｔ細胞ももとは記憶Ｔ細胞で、抗原刺激を受けて何度も分裂した後に細胞周期が停止した状態といえます。

興味深いことに、老化したキラーT細胞もヘルパーT細胞も、ブレーキ分子のPD－1を強く発現しています。第6章で述べたように、疲弊は、アクセルを何度も踏んだために負のフィードバック制御機構が働いてブレーキが強くかかり機能停止になっている状態でした。老化T細胞も疲弊T細胞も、PD－1をはじめとするブレーキ分子をたくさん発現しています。疲弊の元締めであるNR4aも高く発現しており、機能停止に一役買っているものと考えられます。NR4aが出てくるとサイトカイン産生は落ちるのでは？　と思われるかもしれませんが、NR4aはオステオポンチンなどのSASP因子はむしろ発現を上げるのです。

しかし、NR4aだけですべてを説明できるわけではなく、免疫老化に関係する遺伝子はもっとたくさんあると思われます。例えば、加齢に伴ってミトコンドリアの機能が低下することも、免疫老化の重要な一因と考えられています。

要するに、老化と疲弊は、定義は異なりますが、細胞の性質としてオーバラップする部分も多いということです。特にキラーT細胞の場合は、老化と疲弊は発現している分子から見ても区別がつきにくいです。一方でヘルパーT細胞は疲弊すると機能を失いますが、老化ヘルパーT細胞はSASP因子を出したり、キラー分子を発現したりして、かなり様相が異なっています。

これらの老化の性質を与える分子基盤はまだまだわかっていないことが多く、そのために「若返らせる」方法も（ｉＰＳ細胞化する以外には）見つかっていません。今後の研究が必要です。

T細胞の老化研究がカギに!?

ではT細胞は、どれくらい分裂したら老化するのでしょうか？　線維芽細胞の場合は50回ほど分裂すると、ヘイフリック限界によって分裂を停止し老化細胞になります。過去に試験管内でヒトT細胞の培養を続ける実験が行われており、やはり増殖寿命は限られていて、可能な分裂回数はヒト線維芽細胞で報告された50～70回と同じとされています。

しかし、これは試験管内で常に増殖因子にさらされた場合です。動物個体で記憶T細胞が何回分裂できるのかは不明でした。それが、なんと10年間もT細胞をマウスに植え継いだ実験結果が発表されました。

まずマウスにウイルスを感染させてウイルス特異的なT細胞を増やし、それを次のマウスに移植し、さらにウイルス感染させてT細胞が増えてきたところで、また次のマウスに移植する。これを17回、10年間続けたのです。結果は驚くべきもので、ＰＤ－１などの疲弊マーカーの発現は上昇するものの、T細胞は増殖能力や抗ウイルス殺傷能力を失わずに増え続けたのです。計算では1個のT細胞は少なくとも10の41乗個の記憶T細胞を生み出し、その総体積は地球の3万倍以上に相当するそうです。つまり記憶T細胞は、適切に刺激を入れると、ほぼ無限に分裂できる能力を有しているといえます。

この実験は、T細胞は老化しない、ということを意味しているのではありません。実際には高齢者のT細胞は老化しています。うまくすればヘイフリック限界を超えてT細胞を増やし続けることができる、ということを示したものです。もしかしたらT細胞の老化を止めて健康長寿を維持できる方法が見つかるかもしれません。

免疫制御は老化や健康寿命を変えるか⁉

では、T細胞の老化を止めて健康長寿を維持できる方法があるのでしょうか？　ヒトに応用できなければ意味がありません。

免疫老化に伴ってSASP因子が増加し、さまざまな老化関連疾患が増えるのであれば、老化細胞除去のほかSASP因子の除去も老化抑制に有効と考えられます。例えば、SASPとして知られる炎症性サイトカイン腫瘍壊死因子α（TNFα）の機能を阻害する生物製剤は広く関節リウマチや炎症性腸疾患で使用されています。TNFα中和抗体を処方された患者では、インスリン抵抗性の改善やアルツハイマー病の発症リスクの低下が認められた、と報告されています。しかしTNFα中和抗体の投与により結核や帯状疱疹のリスクが上昇することもあり、寿命そのものを延長するかどうかは不明です。

免疫抑制剤の一種ラパマイシンは、さまざまなモデル生物で寿命を延長させる効果が認められています。また若い記憶T細胞を増やし、免疫老化を抑制する作用も報告されています。そこで264名の高齢者を対象に、低用量のラパマイシンを６週間投与する試験が行われました。試験薬投与後、インフルエンザワクチン接種に対する反応を調べたところ、抗体産生量が増え、さらに１年間、感染症の発生率を有意に減少させることが確認されました。しかしながら感染症以外の病気の罹患率の低下や健康寿命の改善については記載されておらず、報告が待たれます。

カロリー制限は、多くのモデル生物において、老化を防止し、寿命を延長させることが知られています。マウスなどの哺乳類でも、実験室では寿命を延長させる効果があるとされています。興味深いことに、マウスではカロリー制限によって胸腺の萎縮が止まることが報告されています。

ヒトでも同様の実験がなされ、２年間カロリー制限をしたら普通食の人たちよりも胸腺が大きく、ナイーブT細胞の数も多かったと報告されています。残念ながら、この人たちが長生きしたかは記載されていません。しかしカロリー制限で免疫老化を止められる可能性が示されました。ただしカロリー制限はストレスにもなり、最適条件を見つけることが難しいと思われます。

このように、免疫老化と慢性炎症、臓器の機能低下、そして全身の老化には密接な関係があることは疑いないと考えられています。適切な免疫制御が老化の阻止や寿命の延長に寄与することは十分期待できます。何よりも免疫細胞は、輸血のように外から投与することも可能です。将来、老化したT細胞をiPS化して試験管の中で若いT細胞につくり変えて投与することも可能になるかもしれません。「免疫と老化」の研究は、安全に健康寿命を延ばす方法の開発につながることが大いに期待できます。

老化における最大の問題の一つが認知症などの脳の老化に関連する疾患です。これについては次の章でお話しします。

第8章

脳と免疫の深い関係

8・1 原因不明の精神疾患が自己免疫疾患のことも

2017年、『8年越しの花嫁』という映画が公開されました。これは、中原尚志さんと麻衣さんの共著を原作とする実話です。2人は結婚を約束していましたが、ある日を境に彼女の様子がおかしくなっていきます。彼女は幻覚、幻視を訴え暴れるようになり、やがて意識がなくなり人工呼吸器につながれてしまいます。それでも彼は毎日病室に足を運び、彼女が治ったときのためにと、携帯電話で闘病の様子を丹念に撮影し残しました。1年半ほどが過ぎ、彼女は目覚めたものの記憶を失っており……という話です。

同じような内容のノンフィクション映画に、クロエ・グレース・モレッツさん主演で2016年に公開された『彼女が目覚めるその日まで』があります。主人公は突然幻聴をはじめとする症状に苦しみ、常軌を逸した言動を取るようになり、医師は統合失調症を疑います。

ひと昔前なら彼女たちは、原因不明の精神疾患として精神科で治療を受けていたことでしょう。2007年にアメリカ・ペンシルバニア大学のジョセップ・ダルマウ博士らによってその原因が明らかにされました。抗NMDA受容体抗体脳炎。それが彼女たちの病名です。

1973年に公開されたホラー映画『エクソシスト』の原作のモデルになった少年の臨床像に

も似ています。ある日突然、鏡を見て不気味に笑う、興奮、幻覚、妄想などの精神症状を示し、その後、数ヵ月にわたり昏睡に陥る（現実には決して首が180度回転することはありません）。人々は原因がわからずに「悪魔憑き」と恐れたのですが、彼も抗ＮＭＤＡ受容体抗体脳炎であった可能性が高いと指摘されています。

ＮＭＤＡ受容体は、正確には「Ｎ-メチル-Ｄ-アスパラギン酸（ＮＭＤＡ）型グルタミン酸受容体」です。脳の神経細胞に発現している受容体で、それに対する自己抗体ができることで引き起こされる病気です。

なぜ、このような神経細胞の受容体に特異的な抗体ができるのかは、正確にはわかっていません。ただ、この病気は若い女性に多く、また卵巣の奇形腫を伴う例が多いことが知られており、傍腫瘍性辺縁系脳炎とも呼ばれます。奇形腫や腫瘍ができたときに抗体がつくられます。その中にＮＭＤＡ受容体に対する抗体があった場合、その抗体が受容体の働きを抑制します。神経伝達が阻害されて脳が正常に機能しなくなり、統合失調症のような症状を示すと考えられています。300万人に1人の難病ですが、日本でも年間1000人程度が発症しているのではないかといわれています。

もう1つ、原因不明の神経疾患と思われていた難病が、実は免疫疾患であったという例を挙げましょう。ナルコレプシーは、古くから知られていた奇病の一つで、日中に突然強い眠気が出現して、眠り込んでしまう病気です。試験中やデート中、仕事の打ち合わせ中にも眠り込んでしまうので、怠け者と捉えられることもあり、とても厄介な病気です。日本人のナルコレプシーの有病率は世界で最も高く、600人に1人と見られています。欧米では4000人に1人です。

ナルコレプシーは、脳で作用するオレキシン（ヒポクレチン）というペプチドを産生する神経細胞（オレキシンニューロン）が働かなくなることによって起こります。発症年齢は10代から20代前半と、若い人たちに多いのが特徴です。この神経細胞の傷害は遺伝性のものもありますが、多くはオレキシンニューロンを攻撃する自己反応性T細胞によるものであることが明らかにされています。

神経細胞を傷害する自己反応性T細胞の一部は、オレキシンそのものを認識しているのですが、インフルエンザウイルスに由来するタンパク質のペプチドも認識することが示されています。前に触れた、分子擬態の機構です。つまりウイルス感染によって増殖したT細胞が、たまたまよく似ていたオレキシンにも反応して、オレキシンニューロンを傷害しているのではないか、と考えられています。すべての例を説明できないまでも、感染を発端とする自己免疫疾患は、ほかにも多発性硬化症などでも指摘されています。

抗NMDA受容体抗体脳炎やナルコレプシーなど、今まで原因がわからなかった精神疾患が、実は自己免疫疾患であった。そんな例が、これからもどんどん出てくるでしょう。免疫疾患であることがはっきりすれば、対処の方法は見えてきます。例えば、一般的な免疫抑制剤であるステロイドを使う、抗体産生を抑えるリツキシマブやトシリズマブを使う、などです。治療するには原因がわかることが重要なのです。

8・2 認知症も免疫と関係があった！

脳神経疾患と炎症

脳神経系と免疫系。一見まったく関係がないと思われがちな2つの生体システムですが、実は深いつながりがあることがわかってきました。「病は気から」といいます。例えばストレスを受けると、主にアドレナリンや副腎皮質ホルモンによって免疫細胞は抑制を受けます。逆に、前述の例のように免疫が脳神経系の病気に大きな影響を与えることがわかってきました。

脳神経系の病気としては大きく分けると、うつ病、自閉スペクトラム症、統合失調症などの精神疾患と、アルツハイマー病（アルツハイマー型認知症）、パーキンソン病、筋萎縮性側索硬化症（ＡＬＳ）などの神経変性疾患があります。そのどちらにも免疫が関与していることが、次第にわかってきています。

神経変性疾患は、さまざまな要因で神経細胞が死ぬために起こります。例えばアルツハイマー病では、変性したアミロイドβというペプチドが神経細胞の外に蓄積し、さらに神経細胞の中にタウというタンパク質が蓄積し、神経細胞が死にます。パーキンソン病では、α－シヌクレインというタンパク質の異常蓄積により中脳の黒質という部位の神経細胞が少しずつ死んで減少し、その機能が失われてくると考えられています。このような異常タンパク質の蓄積や神経細胞死に伴って、炎症が起きます。これは、体のほかの組織で細胞が死ぬことで炎症が起きるのと同じです。

体のほかの組織ではマクロファージでしたが、脳ではミクログリアと呼ばれるマクロファージの仲間の細胞が大量に存在し、老廃物や死んだ細胞の処理に当たると同時に、炎症を起こします。詳しくは後述しますが、マクロファージの一種ですから、神経変性疾患に炎症が関与することは、容易に想像がつきます。

うつ病や自閉スペクトラム症、統合失調症などの精神疾患の原因として「炎症仮説」が提唱されています。これは、炎症性サイトカインやインターフェロンが精神疾患患者の血液や脳脊髄液で増加していることや、C型肝炎の治療でインターフェロンを投与された患者にうつ症状が高い確率で現れたことなどから示唆されています。またインターロイキン6（IL－6）は、統合失調症や自閉スペクトラム症を含む神経発達症群に関与する脳の領域に影響を与える可能性があることが示されています。マウスモデルでは、妊娠母体に炎症刺激を与えると、胎児の脳にＩＬ－17が作用して出生後に自閉スペクトラム症様の症状を示すことが報告されています。

さらにＩＬ－４やＩＬ－６には神経に作用してかゆみや痛みを増強する作用があり、これらの阻害抗体や、ＩＬ－６のシグナル伝達に関わるヤヌスキナーゼ（ＪＡＫ）の阻害剤が、アトピー性皮膚炎のかゆみや関節リウマチの痛みを緩和することがわかってきました。逆に、赤血球をつくる造血因子であるエリスロポエチン（ＥＰＯ）というサイトカインには神経保護作用、神経再生作用があり、また、うつ状態を改善することも報告されています。

このように炎症・免疫と神経・精神疾患に深い関係があることが明らかにされつつあり、今後「脳神経系と免疫系」は極めて重要な研究領域になると考えられています。

脳内の免疫担当細胞ミクログリア

ミクログリアは今、大変注目されている細胞です。ミクログリアは、脳内の免疫担当細胞として知られています。胎児期に脳内に住みついたマクロファージの前駆細胞に由来し、原則的に脳の外のマクロファージとは入れ替わらないとされています。つまり脳内で自己複製する、寿命の長い細胞です。ただし、脳梗塞などが起きた場合、脳外のマクロファージも集まって来ることが

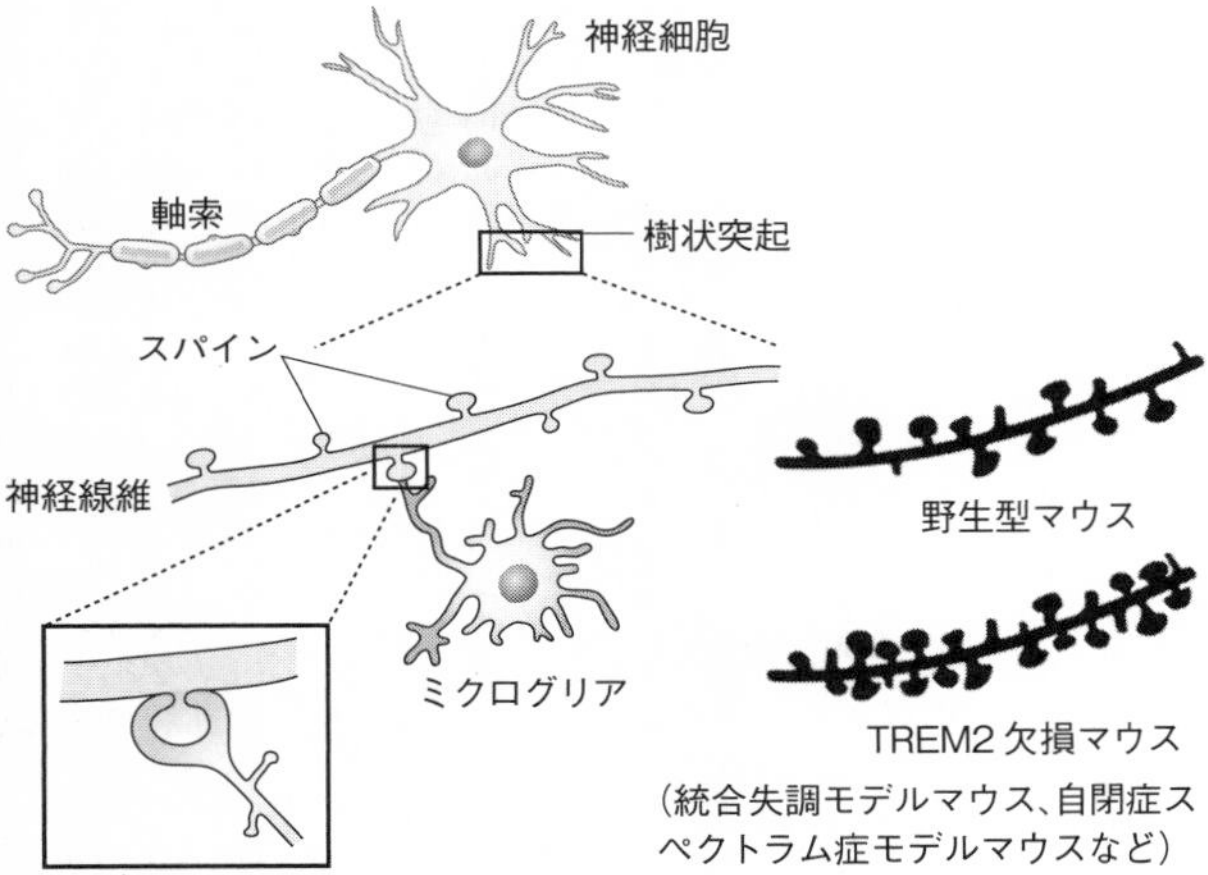

図 8-1　**ミクログリアによる神経回路の剪定**
（右：Fabia Filipello et al., *Immunity*, 2018）

あります。

ミクログリアは細長い突起を有し、それをダイナミックに動かして、シナプス（神経細胞と神経細胞の接点）や軸索（神経細胞から伸びる長い突起）などに接触させ、その機能を監視・調節しています。古くより、ダメージを受けた神経細胞やアミロイドβなど細胞外のタンパク質を貪食して、脳内を掃除する役割があると考えられてきました。最近では、インスリン様成長因子1（IGF-1）と呼ばれる物質を放出して神経修復に関わることや、逆に炎症性サイトカインを放出することで痛みや神経傷害に関わることもわかってきました。

また最近、ミクログリアは想像以上に神経活動に重要な役割を果たしていることがわかってきました。神経細胞同士はシナプスを介して複雑なネットワークを形成しており、シナプスの多くは神経細胞の樹状突起にあるとげ状の突起「スパイン」に形成されます。ミクログリアはそのスパインを「切る」ことで正しい神経回路の形成にも関与しているのです。

つまりシナプスの多くは、ある程度でたらめに形成されるが、ミクログリアが神経細胞の突起をうまく切断して正しい回路の形成に役立っているのです。これを樹木の枝を切る作業に習って「剪定（pruning）」あるいは「シナプス刈り込み」と呼びます。

マウスモデルでは、免疫系に異常があると剪定作業がうまくいかず、脳の発達が遅れることがわかっています。例えば、ＴＲＥＭ２というタンパク質は、アルツハイマー病の発症に関わるアミロイドβの受容体として働くことがわかっています。ＴＲＥＭ２は剪定作業にも関与し、これが欠損すると、剪定がうまくいかず、社会性が低下するという報告もあります（図８‐１）。

また逆に、強迫性障害や自閉スペクトラム症のモデルマウスにミクログリアを補充することで症状が改善することも報告されています。統合失調症では剪定が進み過ぎている可能性が指摘されています。剪定の分子機構はまだよくわかっていませんが、免疫細胞で自閉スペクトラム症を治療するような未来が来るかもしれません。

進化を続けるアルツハイマー病の治療薬

2021年にアメリカで画期的な新薬が承認されました。エーザイとバイオジェン社が開発したアデュカヌマブです。舌をかみそうな名前ですが、アルツハイマー病の進行抑制効果が見られたと発表され、アルツハイマー病を克服できる日がついに来るかと、大いに期待されました。

超高齢化社会を迎えて、認知症の予防や治療は存続可能な社会を維持するために重要な課題です。今や高齢者の7人に1人は認知症であると推計されています（2018年厚生労働省研究班の大規模研究）。認知症の多くは、神経変性疾患といって、神経細胞の中や外に老廃物がたまって神経細胞が死んでいくために起こります。特に大きな割合を占めているアルツハイマー型認知症では、アミロイドβという、タンパク質の一部が重合して蓄積します。重合したアミロイドβは神経毒性が高いと考えられています。

もしアルツハイマー病が、アミロイドβが脳にたまることが原因で起きるのであれば、アミロイドβを除いてやれば認知症は改善するように思います。1999年、アメリカのグループが、アミロイドβが蓄積しやすいマウスモデルを用いて、アミロイドβをワクチンとして投与するという実験を行いました。その結果、マウスの体内でアミロイドβに対する抗体がつくられ、脳の中にたまったアミロイドβを取り除くことができたことを報告しました。

この発見を受けて、実際の患者さんでもワクチン接種による免疫療法の臨床試験が開始されました。しかし、ワクチン接種を受けた患者さんの数パーセントで、脳を覆っている髄膜に炎症が起こる重大な副作用が見られたため、臨床試験は中止になりました。これは、抗ＮＭＤＡ受容体抗体脳炎や多発性硬化症が、脳のタンパク質に対する抗体やＴ細胞が出現することで発症することと似ています。

そこで次に、体内で抗体をつくらせるのではなく、アミロイドβに対するモノクローナル抗体を体内に投与する方法が試されました。さまざまな抗体が開発され、ヒトでも臨床試験が行われましたが、失敗が続きました。そして、ようやく２０２１年にアデュカヌマブが登場したのでした。

アデュカヌマブは、アミロイドβに対する抗体です。簡単にいえば、抗体がアミロイドβにくっつくことでミクログリアによって除去されやすくするのです（第２章で出てきたオプソニン効果です）。アデュカヌマブが登場したころは、その画期的な効果にみんな大興奮しました。図８－２の枠内はＰＥＴ（陽電子放出断層撮影）によってアミロイドβの蓄積を可視化したものです。アデュカヌマブを１年間投与することで、アミロイドβの蓄積が大幅に減っています。しかし大規模臨床試験を行うと、その効果は極めて限定的であることがわかってきました。そのためアメリカでは条件付き承認にとどまりました。

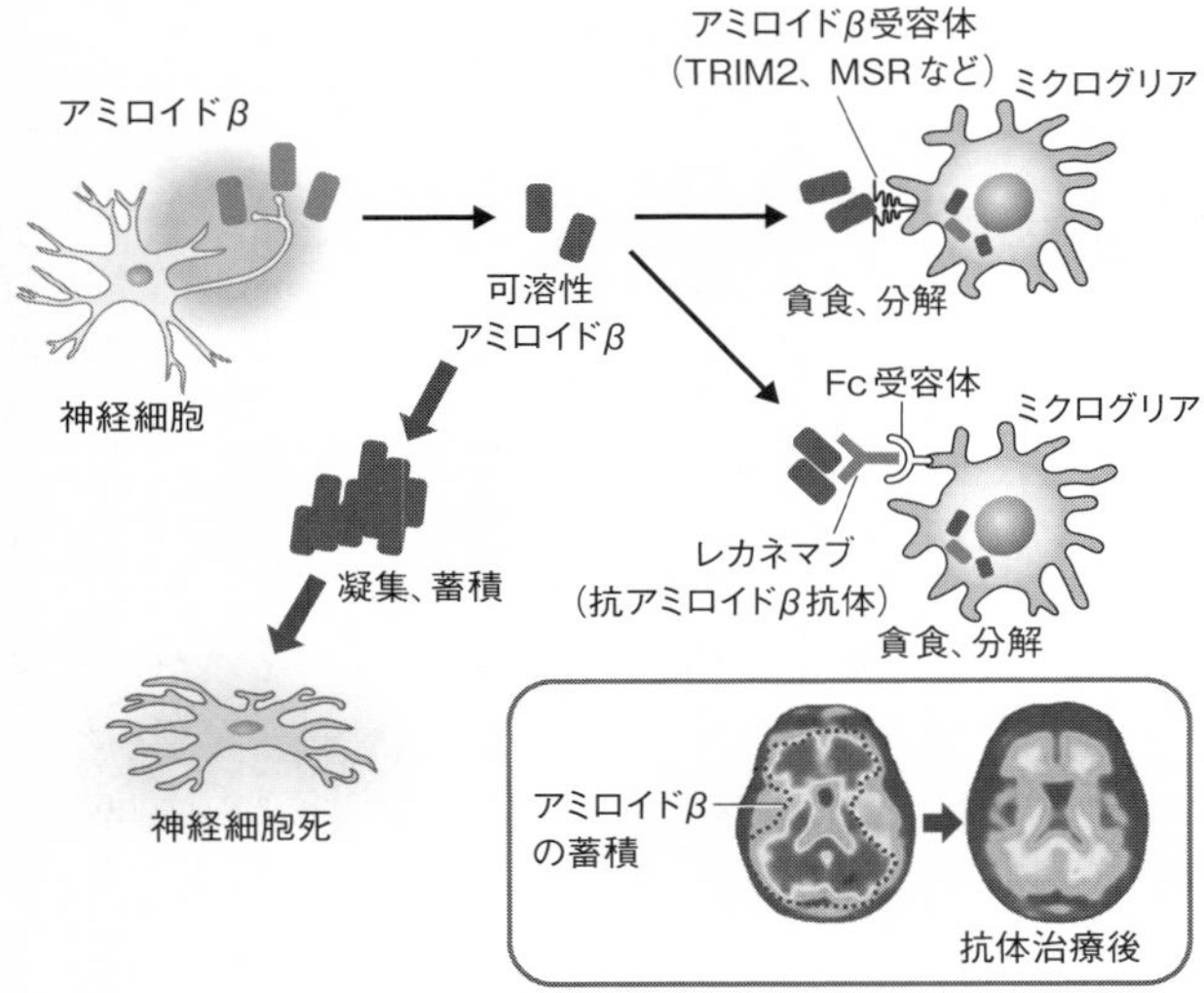

図 8-2　アミロイドβの蓄積による神経細胞死とミクログリアによる除去
（右：Jeff Sevigny et al., *Nature*, 2016）

そこで、さらに病態の解明と新しい抗体の探索が続けられ、2022年9月、エーザイとバイオジェンは、新たなアミロイドβに対する抗体、レカネマブに有意なアルツハイマー病の進行抑制効果が見られたと発表し、2023年にはアメリカで完全承認されました。

アデュカヌマブとレカネマブは、何が違うのでしょうか？　アデュカヌマブが単純なアミロイドβに対する抗体であるのに対し、レカネマブは可溶性のアミロイドβ凝集体（プロトフィブリル）に対する抗体である点が、大きな違いです。アミロイドβの大きな凝集体よりも可溶性の小さな凝集体の方が、神経毒性が高い可能性が指摘されています。レカネマブはおそらく、効率よく毒性の高い可溶性アミロイドβを除去できるのだと思われます。

アメリカのイーライリリー社が開発しているドナネマブも、アミロイドβの除去に加えて認知機能の低下抑制効果も期待されています。アミロイドβは、もとになる大きなタンパク質が分解酵素によって切断されて生じます。このときアルツハイマー病の脳では、切断末端がピログルタミル化という修飾を受けます。このピログルタミル化アミロイドβが凝集の核となると考えられています。ドナネマブは、ピログルタミル化アミロイドβに結合する抗体なのです。

アミロイドβの蓄積に続いて、タウというタンパク質も蓄積していきます。タウに対する抗体も治験が行われています。このように抗体も進化を続けていますし、ＲＮＡ創薬も参入しており、今後さらに新しい治療薬が生み出されると期待されます。

ミクログリアを若返らせて脳の機能を回復

そもそも、なぜ加齢とともにアミロイドβが沈着するのでしょうか？　アミロイドβの発現が年齢とともに上がっていくこともありますが、アミロイドβを除去する機構が加齢によって衰える可能性が指摘されています。アミロイドβを除去するのはミクログリアです（図８－２）。若い脳では、可溶性のアミロイドβ凝集体や沈着したアミロイドβをミクログリアが早急に取り除いてくれているのです。

ミクログリアが持つアミロイドβ受容体として前述のＴＲＥＭ２が知られています。ＴＲＥＭ２は、アルツハイマー病のリスク因子として知られています。ＴＲＥＭ２に異常があると、アミロイドβを除去できず、アルツハイマー病を発症しやすくなるのです。ほかには、ＭＳＲ１（macrophage scavenger receptor 1：マクロファージスカベンジャー受容体）という受容体が可溶性アミロイドβの除去に寄与していることがわかっています。

そうならば、高齢者に対してミクログリアの貪食能を高めてやれば良いように思います。前に述べたように、アデュカヌマブやレカネマブはアミロイドβに対する抗体で、抗体がアミロイドβにくっつくことでFc受容体を介してミクログリアによって除去されやすくしています。確かにＰＥＴなどを使った画像診断によって、抗体投与でアミロイドβの沈着物は減少していることがわかっています。しかし、沈着してから除去するのでは、認知症を強力に改善するには遅いのではないかと考えられています。

老化や感染に伴って起きる慢性炎症は脳でも起きています。例えば、炎症性物質であるプロスタグランジンＥ２（ＰＧＥ２）のレベルは、老化とともに上昇します。またアルツハイマー病のような神経変性疾患の際にも上昇します。ＰＧＥ２は、ミクログリアに作用して神経変性物質の除去などの有益な機能を抑制するという報告がなされました。逆にＰＧＥ２の受容体の作用を阻害することで、ミクログリアやマクロファージの代謝が若いマウスのレベルに回復し、末梢や脳での炎症が弱まり、認知機能が回復しました。

そこで加齢に伴ってミクログリアの食作用が低下する機構が調べられました。その結果、ＣＤ22という細胞表面の分子が加齢したミクログリアで増加し、貪食作用を抑制してしまうことがわかりました。ＣＤ22はＴ細胞におけるＰＤ－１のようなブレーキ機能を持ちます。驚くべきことに、マウスでＣＤ22を阻害すると、アミロイドβのみならず、生体内で神経変性疾患の原因となるミエリン断片（多発性硬化症の原因）、αシヌクレイン線維（パーキンソン病、レビー小体型認知症などの原因）の除去も促進され、症状が改善しました。この操作でミクログリアが若いタイプに変化し、高齢マウスの認知機能が改善されていることも示されました。

これらの結果は、（少なくともマウスでは）老化に伴うミクログリアの機能不全が脳の健康に影響を及ぼすこと、また逆にミクログリアの機能を改善することで正常な脳細胞機能を取り戻せることを示しています。

加齢がどのような仕組みでミクログリアの機能を低下させるのか、そのメカニズムの全容は明らかではありません。ミクログリアは胎児のころに脳内に住みついて新しい細胞と入れ替わらないせいかもしれません。ともかくも老化した脳の機能を回復させるためにミクログリアを操作しようという試みは、今後ますます盛んになることでしょう。

認知症とT細胞の強い関係

老化に伴ってミクログリアは、神経変性物質を除去する能力が低下することがわかりました。では、免疫の中心ともいえるT細胞と脳の老化は、どのように関係しているのでしょうか。

動物実験での話ですが、アルツハイマー病やパーキンソン病のような神経変性疾患では、17型ヘルパーT細胞（Th17細胞）が促進的に働くことが知られています（第4章）。詳しいメカニズムはわかっていませんが、Th17細胞が出すIL-17がミクログリアや神経細胞に悪影響を及ぼすようなのです。Th17細胞が誘導できないマウスではアミロイドβの蓄積が低下することがわかっています。

筑波大学の武井陽介教授のグループは、IL-17がミクログリアの活性を低下させる、すなわちアミロイドβの除去を抑えてしまうのではないかと報告しています。そのほか、パーキンソン病と自己免疫疾患の関連を疑う報告も多数あります。このように老化に伴うヘルパーT細胞由来のサイトカインと神経変性の間には強い関連があると考えられていますが、その詳細なメカニズムの解明はこれからです。

キラーT細胞はどうでしょうか？　トニー・ウィス＝コレイ博士らアメリカのグループは、多数の患者を調べて、アルツハイマー病における獲得免疫の変化を明らかにしてきました。アルツハイマー病患者では末梢で活性化キラーT細胞が増加しており、この細胞が多いほど認知機能の低下が少ないことを見いだしました。このT細胞はアルツハイマー病患者の脳脊髄液中で増幅していることから、何らかの抗原刺激を受けて増殖し、何らかの機構でアミロイドβの蓄積を阻害し、アルツハイマー病を抑制している可能性が考えられます。

これに関連して、マウスモデルではありますが、オプジーボ（抗PD－1抗体）の投与は、アミロイドβの蓄積を軽減し、認知機能を改善することが報告されました。ちょうど東京大学の中西真教授らが報告したオプジーボが老化を改善する効果に似ています。ここでは活性化されたT細胞がインターフェロンγ依存性の全身性免疫反応を引き起こし、結果的にM２型マクロファージが脳に動員されアミロイドβを除去するというシナリオが提示されています。

一方で、逆に活性化されたキラーT細胞が、老化による脳機能の低下をもたらすとする研究もあります。老齢マウスの脳では脳室下帯と呼ばれる特定の領域にキラーT細胞が浸潤し、神経幹細胞の増殖を抑えていることが示されました。すなわち加齢によって、脳内で自己反応性のT細胞が増えて神経再生を減弱させるのです。このようにT細胞と認知症の間には強い関連が示唆されるものの、良いことなのか、悪いことなのかすら、まだよくわかっていません。その分子レベルでの機能やヒトでの意義の解明にはさらなる研究が必要です。

8・3 脳梗塞と免疫

２００７年に私の研究室に一人の若い脳神経内科医、七田崇さん（現・東京医科歯科大学教授）が訪ねてきました。彼は脳梗塞を専門にしていましたが、有効な治療法がほとんどない現状を強く憂い、何とか脳梗塞の病態を理解し、新しい治療法を開発したいと、私の研究室の門を叩いたのでした。

脳梗塞は日本では１００万人程度の患者がいるといわれており、特に寝たきりの原因になることが多く、認知症と並んでその解決は高齢化社会の喫緊の課題です。脳梗塞は、血管が詰まって酸素や栄養が行き届かず脳組織が死ぬ病気で、脳の単純な損傷、つまり傷害です。それに免疫が関係するとは、当時誰も考えていませんでした。

ところが、七田さんが私たちの研究室にあるサイトカインの遺伝子破壊マウスに脳梗塞を実験的に起こさせたところ、ある種のサイトカインがないと脳梗塞がひどくならないことがわかりました。それがＩＬ－１β、ＩＬ－23とＩＬ－17でした。

第４章で炎症には３つのタイプのＴ細胞が関与することを述べました。その中でＴｈ17型細胞が関与する炎症が、脳梗塞を悪化させていることが世界で初めて示されたのです。つまり脳梗塞で脳の組織が死ぬと、ミクログリアでは処理が追い付かず、脳の外から大量のマクロファージが浸潤してきて、それが死んだ細胞や炎症物質に触れて活性化し、炎症を起こします。そのときに病原体センサーであるトル様受容体（ＴＬＲ）が使われます。さらに獲得免疫系のＴ細胞も呼び寄せられてＩＬ－23やＩＬ－17を中心としたＴｈ17型の炎症を起こすのです。この炎症性サイトカイン、特にＩＬ－17が神経細胞死を誘導すると考えられます。

七田さんは、抗ＩＬ－17抗体を投与することで脳梗塞が改善することを発見したのです。ただし残念ながら、ＩＬ－17が関与する脳組織の損傷は発症後３日目以内で起きることなので、早期の抗体投与でないと効果がないこともわかりました（図８－３）。

さらに、その後に何が起きるかを調べました。最初に脳に入ってきたマクロファージは炎症性のＭ１型でしたが、１週間もすると、修復性のＭ２型に変化するのです。マクロファージが脳内で性質を変えることは想像しておらず、これは驚きでした。Ｍ２型のマクロファージは、脳内の死んだ細胞や炎症性の物質を除去し、さらに神経の再生を促すのです。

次に脳の死んだ細胞から出る炎症性の物質の受容体を探しました。そしてそれがＭＳＲと呼ばれる掃除専門の受容体であることを見つけました。ＭＳＲはアルツハイマー病でも、可溶性のアミロイドβの凝集体の除去に働く受容体であることが知られています（図８－２）。

さらに七田さんは、ＭＳＲの発現を上昇させる転写因子ＭＡＦ－Ｂも見つけました。幸い、ビ

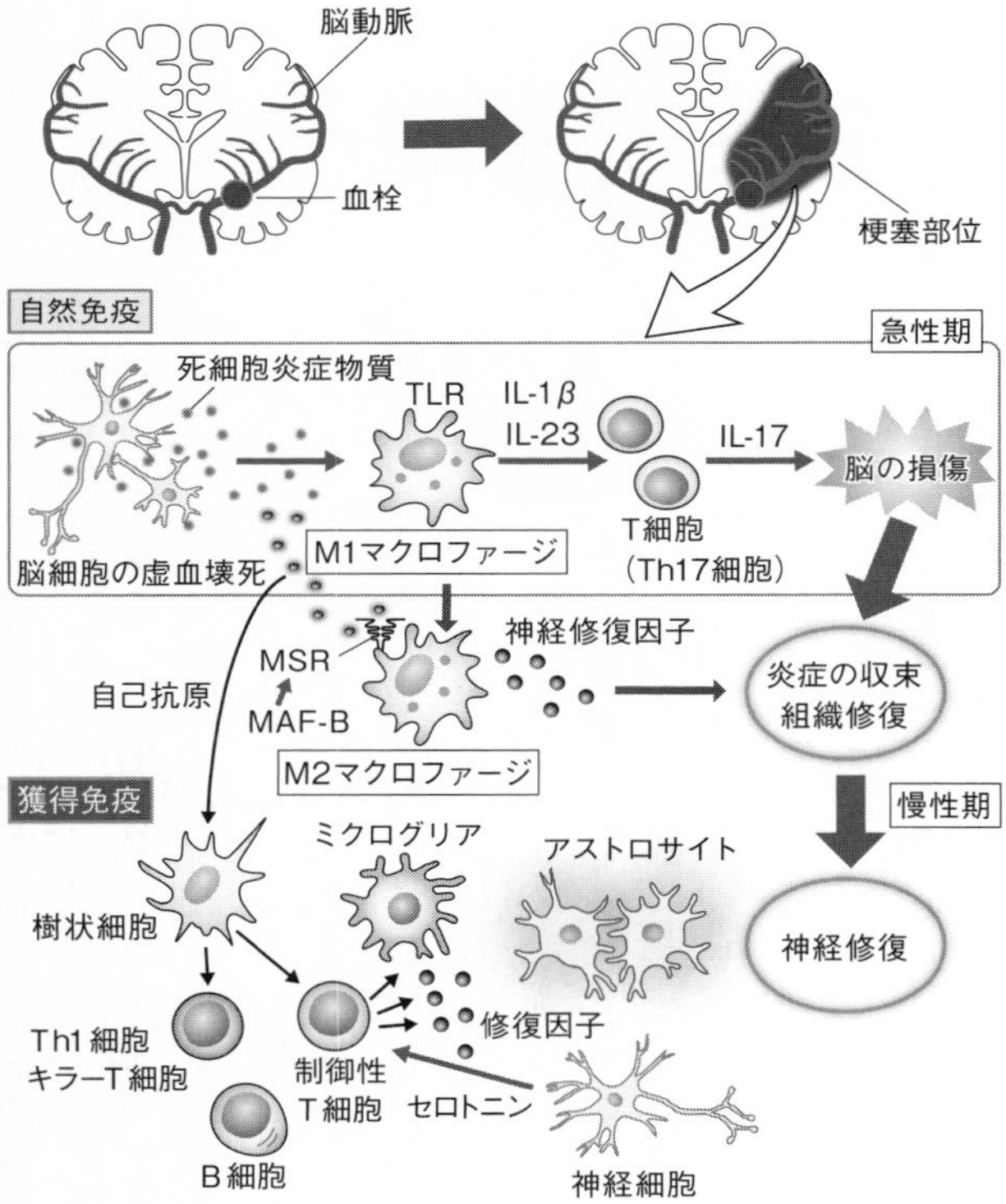

図 8-3　**脳梗塞後の脳内における免疫応答**

タミンAの誘導体で白血病の治療に使われるAm80という薬が、MAF-Bに作用することが知られていました。さっそくAm80を脳梗塞モデルマウスに投与すると、MSRの発現が上がって脳梗塞の症状が改善しました。もっと低い濃度で効く薬を見つけないとヒトには応用できませ

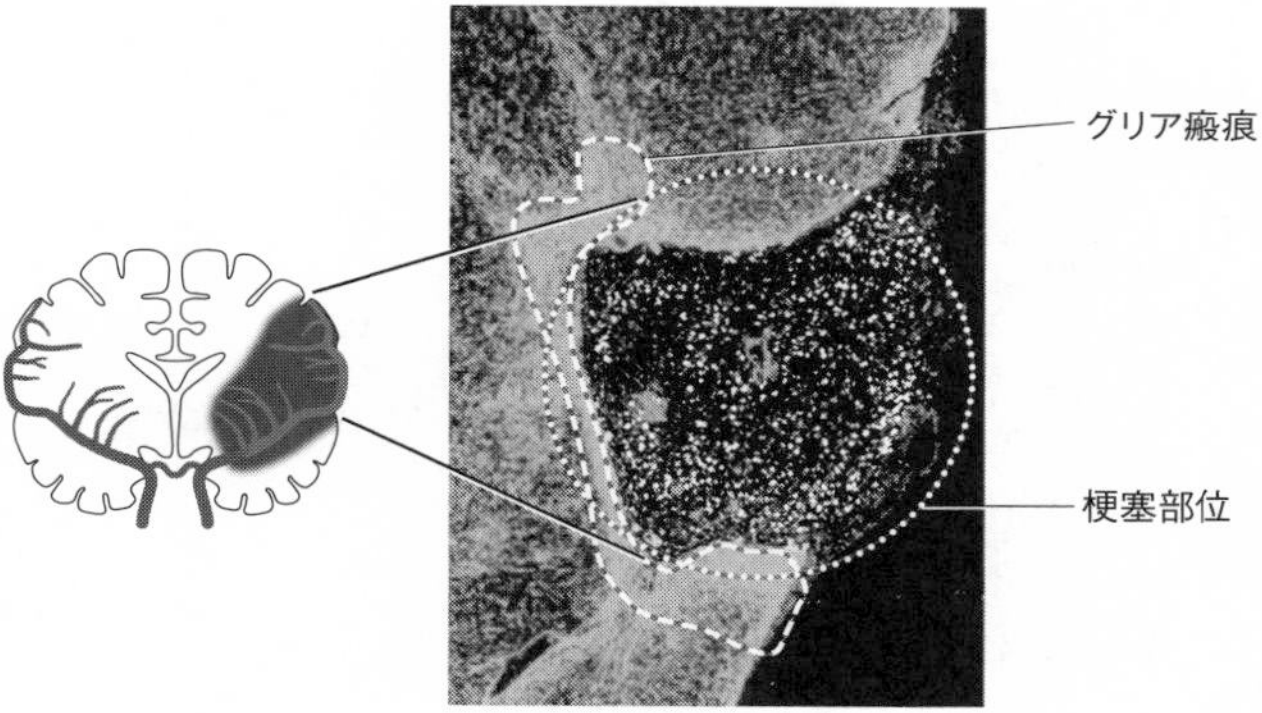

図 8-4　脳梗塞慢性期における梗塞部位へのＴ細胞の集積
（Minako Ito et al., *Nature*, 2019）

んが、この薬は死んだ細胞の除去を促すもので、これまでの脳梗塞の治療薬とはまったく違う作用です。面白いことに、Ａｍ80はＭ２型ミクログリアを増やすことから、アルツハイマー病の治療でも期待できることが報告されています。

このような自然免疫応答で脳内の免疫応答は終わりかと思っていましたが、私の研究室の大学院生だった伊藤美菜子さん（現・九州大学准教授）は何を思ったのか、脳梗塞発症後２週間以上経過した慢性期の脳の状態を調べてみました。すると、これまでとはまったく違った免疫応答が起きていることを発見しました。

脳梗塞後２週間を過ぎると、なんと脳内にＴ細胞が大量に集まってきていることを見つけたのです（図８‐４）。慢性期には、梗塞部位はアストロサイトが取り囲んでグリア瘢痕と呼ばれる隔離された状態になりますが、T細胞はそこを超えて脳内にも広がっていました。伊藤さんは、T細胞の中でも制御性T細胞（Ｔｒｅｇ細胞）が非常に多いことに気がつきました。脳内では極めて特殊な獲得免疫系が発動していたのです。そしてＴｒｅｇ細胞をなくすと神経症状が悪化することを見つけました。つまり、Ｔｒｅｇ細胞は抗炎症物質や成長因子などを産生して、脳梗塞による神経症状の改善に重要な役割を果たしているのです。

特に興味深いことに、神経伝達物質で「幸せホルモン」として有名なセロトニンにＴｒｅｇ細胞を増やす働きがあることがわかりました。脳梗塞後のうつ病の治療にセロトニンを増やす薬が投与されることがありますが、動物実験ではその薬は脳内のＴｒｅｇ細胞の数を増やし、脳梗塞による神経まひ症状を改善しました。もしかしたら、セロトニンの抗うつ作用にＴｒｅｇ細胞が関係するのかもしれません。もちろん脳内にはキラーT細胞やB細胞も浸潤してきていました。それらの細胞の役割の解明はこれからです。

このように脳梗塞という脳組織の損傷という外科的な現象にも、それが悪化したり収束したりする過程で自然免疫と獲得免疫が重要な役割を演じていることが明らかになってきました。しかも、脳という非常に特殊な環境のせいかもしれませんが、脳梗塞やアルツハイマー病など脳内で起きる病気で使われる免疫細胞や免疫分子にはほかの臓器とは異なる特殊性があることもわかります。

脳の免疫にはまだまだ知られざる大きな可能性が秘められています。

おわりに　免疫学の未来

2018年秋、私はノーベル生理学・医学賞の受賞者発表をライブで聞いていました。本庶佑先生の名前が告げられた時は、本当に興奮しました。本庶先生のお仕事は免疫によってがんを克服できる可能性を示したもので、免疫学関係者は大いに勇気づけられました。免疫記憶が成立すれば再びがんが発生しても免疫細胞が排除してくれる、つまり完治も可能である、という期待が生まれました。

そのあと雨後の筍のようにさまざまな抗体が現れ、またさまざまな薬との併用効果も試されました。しかしながら、だんだん免疫療法が効かない患者さんも多いことがわかってきました。何かもっと根本的なものが必要なのではないか、そんな思いを多くの免疫学者が持っています。その「何か」を求めて私たちは日夜研究しています。

それは、もしかしたらＡＩ（人工知能）が答えを出してくれるのかもしれません。免疫やがんの分野だけではなく、脳や神経も含めて、ここ数年、遺伝子のデータがどんどん蓄積しています。第６章で取り上げた1細胞ＲＮＡ解析のデータも、その一つです。いわゆる「ビッグデータ」が、たまりにたまってきています。人智ではこの膨大なデータから機能的な関係性を見いだすことは困難です。

アメリカ・ハーバード大学の研究者たちは、生成ＡＩで使われている手法を1細胞ＲＮＡ解析データに適用することで、遺伝子や細胞間のネットワークを明らかにしているそうです。すでにアミノ酸配列情報からタンパク質の立体構造がかなり正確に予測できるようになっています。

グーグル社は「アルファミスセンス」というＡＩを開発し、個々人の遺伝子の小さな違いから病気の原因を予想しようとしています。いずれ実験を行わなくても、私たちの体で起きる免疫応答や病気の状態を、コンピュータ内で精密に再現できるようになるでしょう。おそらく次の10年、20年、私たちはＡＩの力を借りて治療標的を見いだし、さらにはもっと個々人に応じた治療に進んでいくのだと思います。

免疫学は、常に時代の先端技術を取り入れながら発展を遂げてきました。例えば、生物製剤はバイオテクノロジー技術との融合の賜物ですし、がんの免疫療法も再生医療との融合によって大きな転換を迎えようとしています。２０２０年には新型コロナウイルスのパンデミックに襲われ、世界の科学研究は停滞を余儀なくされそうになりました。しかし研究者も負けてはいません。ｍＲＮＡワクチンが生まれ、「ＲＮＡ創薬」という新世界が拓けました。

さらに今後は、ＡＩ技術との融合や、ＰＥＴ、ＭＲＩなど画像診断技術との融合、ゲノム医療との融合など、免疫学の進化はとどまることを知らないでしょう。特に画像診断技術は、免疫分野でも取り組んでいる研究者が多くいます。アルツハイマー病のアミロイドβの蓄積もそうですが、いずれ免疫反応が可視化され、関連した病気を目で見ることができる時代が来ると思います。また質量分析技術も進歩しており、がんの診断でも活躍しています。免疫分野でも、ごく微量の生理活性物質が測定できるようになれば、血液で免疫の状態が判断できて、ワクチンの副作用も予想できるようになると思います。

今や免疫学は、がんばかりでなく、老化や認知症の問題の解決、精神神経疾患の治療法の開発と、未踏の領域に入っていこうとしています。例えば、CAR-T細胞療法は治療効果が優れていること、標的を狙って攻撃できることなどから、細胞療法として大いに期待されています。がん治療だけではなく、Treg細胞にCAR遺伝子やTCR遺伝子を導入することで、自己免疫疾患の治療にも使われようとしています。また標的を老化細胞にすることで、心不全後の線維化を改善しようという試みもなされています。CAR-T細胞療法はもっと広く「細胞医薬」として今後も応用範囲を広げることでしょう。

免疫学の金字塔は何と言っても抗体療法(生物製剤)です。北里柴三郎博士の「血清療法」は「抗体医薬」に進化しました。免疫チェックポイント阻害療法も抗サイトカイン療法も、抗体カクテル療法も、モノクローナル抗体の技術なしにはあり得ません。抗体療法は今でも進化を続けており、本書では詳しく取り上げることができませんでしたが、光免疫療法や抗体薬物複合体という手法は、がんに特異性を高めた抗体治療を可能にするものです。

これらは、抗体に光で活性化される殺細胞性薬物やがん細胞で切り離される薬剤を結合させるものです。抗体と「魔法の弾丸」と呼ばれる「狙った細胞にだけ送り届ける」技術との融合にほかなりません。抗体は分子としては大きいために、これまでどうしても細胞の外で作用する物質を標的としてきました。現在、抗体を小型化して細胞の内にまで送り届ける研究も行われています。今後も抗体の技術は進化を続け、医学だけでなく、さまざまな分野で、思いもよらない発展を遂げることでしょう。

ただし生物製剤は、開発費用も製造コストも莫大であるために、世界の医薬品費の3分の1を占めるといわれています。さらに細胞療法、再生医療や個別化医療までも深化していけば、早晩、医療経済は破綻するかもしれません。しかし21世紀の免疫学や生命科学はこれらの難題を解決し、多くの人々が科学の進歩の恩恵を受けられる時代が来ることでしょう。

今、日本の科学は危機的な状況といわれています。生命科学だけではなく広い分野での地盤沈下が起きており、日本から発信される論文の数が減り、大学院博士課程に進学する若者が減少しています。しかし近年のノーベル賞受賞者を見ても、日本発の研究の「芽」は確実に育っています。本書を読んで免疫学、あるいは生命科学に興味を持った人たちが研究の世界に飛び込んでくれることを願っています。

また、新型コロナウイルス感染症のパンデミックを経験して、一人一人が免疫学の知識を持つことがいかに重要であるかが明らかになりました。本書が免疫を知るきっかけとなり、またここで得た知識を健康に役立てていただけることを願っています。

2023年秋

吉村昭彦

disease. *Nature*, 537(7618): 50-56.
- Donanemab(ドナネマブ); 早期アルツハイマー病の第Ⅲ相臨床試験に成功. (2023). 東京都医学総合研究. https://www.igakuken.or.jp/r-info/covid-19-info165.html
- Minhas P. S. et al. (2021). Restoring metabolism of myeloid cells reverses cognitive decline in ageing. *Nature*, 590(7844): 122-128.
- Pluvinage J. V. et al. (2019). CD22 blockade restores homeostatic microglial phagocytosis in ageing brains. *Nature*, 568(7751): 187-192.
- Berg J. v. et al. (2012). Inhibition of IL-12/IL-23 signaling reduces Alzheimer's disease-like pathology and cognitive decline. *Nature Medicine*, 18(12): 1812-1819.
- Zenaro E. et al. (2015). Neutrophils promote Alzheimer's disease-like pathology and cognitive decline via LFA-1 integrin. *Nature Medicine*, 21(8): 880-886.
- Sasaki T. et al. (2021). Effects of RORγt overexpression on the murine central nervous system. *Neuropsychopharmacology Reports*, 41(1): 102-110.
- Witoelar A. et al. (2017). Genome-wide Pleiotropy Between Parkinson Disease and Autoimmune Diseases. *JAMA Neurology*, 74(7): 780-792.
- Pierce S. & Coetzee G. A. (2017). Parkinson's disease-associated genetic variation is linked to quantitative expression of inflammatory genes. *PLOS ONE*, 12(4): e0175882.
- Gate D. et al. (2020). Clonally expanded CD8 T cells patrol the cerebrospinal fluid in Alzheimer's disease. *Nature*, 577(7790): 399-404.
- Baruch K. et al. (2016). PD-1 immune checkpoint blockade reduces pathology and improves memory in mouse models of Alzheimer's disease. *Nature Medicine*, 22(2): 135-137.
- Dulken B. W. et al. (2019). Single-cell analysis reveals T cell infiltration in old neurogenic niches. *Nature*, 571(7764): 205-210.
- Shichita T. et al. (2009). Pivotal role of cerebral interleukin-17-producing γδ T cells in the delayed phase of ischemic brain injury. *Nature Medicine*, 15(8): 946-950.
- Shichita T. et al. (2017). MAFB prevents excess inflammation after ischemic stroke by accelerating clearance of damage signals through MSR1. *Nature Medicine*, 23(6): 723-732.
- Frenkel D. et al. (2013). *Scara1* deficiency impairs clearance of soluble amyloid-β by mononuclear phagocytes and accelerates Alzheimer's-like disease progression. *Nature Communications*, 4: 2030.
- Kawahara K. et al. (2014). Cooperative therapeutic action of retinoic acid receptor and retinoid X receptor agonists in a mouse model of Alzheimer's disease. *Journal of Alzheimer's Disease*, 42(2): 587-605.
- Ito M. et al. (2019). Brain regulatory T cells suppress astrogliosis and potentiate neurological recovery. *Nature*, 565(7738): 246-250.

おわりに　免疫学の未来

- Yang S. J. et al. (2022). Pancreatic islet-specific engineered Tregs exhibit robust antigen-specific and bystander immune suppression in type 1 diabetes models. *Science Translational Medicine*, 14(665): eabn1716.
- Aghajanian H. et al. (2019). Targeting cardiac fibrosis with engineered T cells. *Nature*, 573(7774): 430-433.

●Hashimoto K. et al. (2019). Single-cell transcriptomics reveals expansion of cytotoxic CD4 T cells in supercentenarians. *Proceedings of the National Academy of Sciences*, 116 (48): 24242-24251.
●Ando M. et al. (2021). Rejuvenating Effector/Exhausted CAR T Cells to Stem Cell Memory-Like CAR T Cells By Resting Them in the Presence of CXCL12 and the NOTCH Ligand. *Cancer Research Communications*, 1(1): 41-55.
●Takahashi R. et al. (2016). Skewing of peritoneal resident macrophages toward M1-like is involved in enhancement of inflammatory responses induced by secondary necrotic neutrophils in aged mice. *Cellular Immunology*, 304-305 : 44-48.
●Akbar A. N. & Henson S. M. (2011). Are senescence and exhaustion intertwined or unrelated processes that compromise immunity? *Nature Reviews Immunology*, 11(4): 289-295.
●Perillo N. L. et al. (1989). Human T lymphocytes possess a limited in vitro life span. *Experimental Gerontology*, 24(3): 177-187.
●Soerens A. G. et al. (2023). Functional T cells are capable of supernumerary cell division and longevity. *Nature*, 614(7949): 762-766.
●Furman D. et al. (2019). Chronic inflammation in the etiology of disease across the life span. *Nature Medicine*, 25(12): 1822-1832.
●Rostamzadeh D. et al. (2019). mTOR Signaling pathway as a master regulator of memory $CD8^+$T-cells, Th17, and NK cells development and their functional properties. *Journal of Cellular Physiology*, 234(8): 12353-12368.
●Mannick J. B. et al. (2018). TORC1 inhibition enhances immune function and reduces infections in the elderly. *Science Translational Medicine*, 10(449): eaaq1564.
●Spadaro O. et al. (2022). Caloric restriction in humans reveals immunometabolic regulators of health span. *Science*, 375 (6581): 671-677.

第8章　脳と免疫の深い関係

●Dalmau J. et al. (2007). Paraneoplastic anti-N-methyl-D-aspartate receptor encephalitis associated with ovarian teratoma. *Annals of Neurology*, 61(1): 25-36.
●Mahlios J. et al. (2013). The autoimmune basis of narcolepsy. *Current Opinion in Neurobiology*, 23(5): 767-773.
●Luo G. et al. (2018). Autoimmunity to hypocretin and molecular mimicry to flu in type 1 narcolepsy. *Proceedings of the National Academy of Sciences*, 115(52): E12323-E12332.
●Bjornevik K. et al. (2022). Longitudinal analysis reveals high prevalence of Epstein-Barr virus associated with multiple sclerosis. *Science*, 375(6578): 296-301.
●Asnis G. M. & De La Garza R. (2006). Interferon-induced depression in chronic hepatitis C: A review of its prevalence, risk factors, biology, and treatment approaches. *Journal of Clinical Gastroenterology*, 40(4): 322-335.
●Williams J. A. et al. (2022). Inflammation and Brain Structure in Schizophrenia and Other Neuropsychiatric Disorders: A Mendelian Randomization Study. *JAMA Psychiatry*, 79(5): 498-507.
●Choi G. B. et al. (2016). The maternal interleukin-17a pathway in mice promotes autism-like phenotypes in offspring. *Science*, 351(6276): 933-939.
●Miskowiak K. W. et al. (2010). Effects of erythropoietin on depressive symptoms and neurocognitive deficits in depression and bipolar disorder. *Trials*, 11: 97.
●Chen S.-K. et al. (2010). Hematopoietic origin of pathological grooming in *Hoxb8* mutant mice. *Cell*, 141(5): 775-785.
●Derecki N. C. et al. (2012). Wild-type microglia arrest pathology in a mouse model of Rett syndrome. *Nature*, 484(7392): 105-109.
●Filipello F. et al. (2018). The Microglial Innate Immune Receptor TREM2 Is Required for Synapse Elimination and Normal Brain Connectivity. *Immunity*, 48(5): 979-991.e8.
●Sekar A. et al. (2016). Schizophrenia risk from complex variation of complement component 4. *Nature*, 530(7589): 177-183.
●Schenk D. et al. (1999). Immunization with amyloid-β attenuates Alzheimer-disease-like pathology in the PDAPP mouse. *Nature*, 400(6740): 173-177.
●Sevigny J. et al. (2016). The antibody aducanumab reduces Aβ plaques in Alzheimer's

●Palmer D. C. et al. (2022). Internal checkpoint regulates T cell neoantigen reactivity and susceptibility to PD1 blockade. *Med*, 3(10): 682-704.e8.
●Jung I.-Y. et al. (2022). BLIMP1 and NR4A3 transcription factors reciprocally regulate antitumor CAR T cell stemness and exhaustion. *Science Translational Medicine*, 14(670): eabn7336.
●Narayan V. et al. (2022). PSMA-targeting TGFβ-insensitive armored CAR T cells in metastatic castration-resistant prostate cancer: A phase 1 trial. *Nature Medicine*, 28(4): 724-734.
●Seung E. et al. (2022). A trispecific antibody targeting HER2 and T cells inhibits breast cancer growth via CD4 cells. *Nature*, 603(7900): 328-334.
●Chari A. et al. (2022). Talquetamab, a T-Cell-Redirecting GPRC5D Bispecific Antibody for Multiple Myeloma. *New England Journal of Medicine*, 387(24): 2232-2244.
●Vizcardo R. et al. (2013). Regeneration of human tumor antigen-specific T cells from iPSCs derived from mature $CD8^+$T cells. *Cell Stem Cell*, 12(1): 31-36.
●Nishimura T. et al. (2013). Generation of rejuvenated antigen-specific T cells by reprogramming to pluripotency and redifferentiation. *Cell Stem Cell*, 12(1): 114-126.
●「iPS細胞由来ナチュラルキラー細胞を用いた卵巣がん治療に関する治験」における第一症例目の移植実施について. (2021). 京都大学iPS細胞研究所. https://www.cira.kyoto-u.ac.jp/j/pressrelease/news/211111-130000.html
●ヒトiPS細胞由来ミクログリアの完全非侵襲的な脳移植法の開発に成功—脳疾患の病因解明と新規細胞治療法に期待—. (2021). 日本医療研究開発機構. https://www.amed.go.jp/news/seika/kenkyu/20210826.html
●Parajuli B. et al. (2021). Transnasal transplantation of human induced pluripotent stem cell-derived microglia to the brain of immunocompetent mice. *Glia*, 69(10): 2332-2348.

第7章　老化を免疫で止められるか

●Baker D. J. et al. (2011). Clearance of p16Ink4a-positive senescent cells delays ageing-associated disorders. *Nature*, 479(7372): 232-236.
●Zhu Y. et al. (2015). The Achilles' heel of senescent cells: From transcriptome to senolytic drugs. *Aging Cell*, 14(4): 644-658.
●Johmura Y. et al. (2021). Senolysis by glutaminolysis inhibition ameliorates various age-associated disorders. *Science*, 371(6526): 265-270.
●Suda M. et al. (2021). Senolytic vaccination improves normal and pathological age-related phenotypes and increases lifespan in progeroid mice. *Nature Aging*, 1(12): 1117-1126.
●Cagan A. et al. (2022). Somatic mutation rates scale with lifespan across mammals. *Nature*, 604(7906): 517-524.
●Oka K. et al. (2022). Resistance to chemical carcinogenesis induction via a dampened inflammatory response in naked mole-rats. *Communications Biology*, 5(1): 287.
●Ovadya Y. et al. (2018). Impaired immune surveillance accelerates accumulation of senescent cells and aging. *Nature Communications*, 9(1): 5435.
●Sagiv A. et al. (2016). NKG2D ligands mediate immunosurveillance of senescent cells. *Aging*, 8(2): 328-344.
●Wang T.-W. et al. (2022). Blocking PD-L1-PD-1 improves senescence surveillance and ageing phenotypes. *Nature*, 611(7935): 358-364.
●Yousefzadeh M. J. et al. (2021). An aged immune system drives senescence and ageing of solid organs. *Nature*, 594(7861): 100-105.
●Camell C. D. et al. (2021). Senolytics reduce coronavirus-related mortality in old mice. *Science*, 373(6552): eabe4832.
●Arai Y. et al. (2015). Inflammation, But Not Telomere Length, Predicts Successful Ageing at Extreme Old Age: A Longitudinal Study of Semi-supercentenarians. *eBioMedicine*, 2(10): 1549-1558.
●Franceschi C. et al. (2000). Inflamm-aging: An evolutionary perspective on immunosenescence. *Annals of the New York Academy of Sciences*, 908(1): 244-254.
●Hasegawa T. et al. (2023). Cytotoxic $CD4^+$T cells eliminate senescent cells by targeting cytomegalovirus antigen. *Cell*, 186(7): 1417-1431.e20.

- Witthuhn B. A. et al. (1993). JAK2 associates with the erythropoietin receptor and is tyrosine phosphorylated and activated following stimulation with erythropoietin. *Cell*, 74(2): 227-236.
- Shuai K. & Liu B. (2003). Regulation of JAK-STAT signalling in the immune system. *Nature Reviews Immunology*, 3(11): 900-911.
- Yoshimura A. et al. (1990). Point mutation in the exoplasmic domain of the erythropoietin receptor resulting in hormone-independent activation and tumorigenicity. *Nature*, 348(6302): 647-649.
- De la Chapelle A. et al. (1993). Familial erythrocytosis genetically linked to erythropoietin receptor gene. *Lancet*, 341(8837): 82-84.
- Yoshimura A. et al. (1995). A novel cytokine-inducible gene CIS encodes an SH2-containing protein that binds to tyrosine-phosphorylated interleukin 3 and erythropoietin receptors. *EMBO Journal*, 14(12): 2816-2826.
- Endo T. A. et al. (1997). A new protein containing an SH2 domain that inhibits JAK kinases. *Nature*, 387(6636): 921-924.
- Liau N. P. D. et al. (2018). The molecular basis of JAK/STAT inhibition by SOCS1. *Nature Communications*, 9(1): 1558.
- Hörtner M. et al. (2002). A new high affinity binding site for suppressor of cytokine signaling-3 on the erythropoietin receptor. *European Journal of Biochemistry*, 269(10): 2516-2526.
- Kralovics R. et al. (1997). Two new EPO receptor mutations: Truncated EPO receptors are most frequently associated with primary familial and congenital polycythemias. *Blood*, 90(5): 2057-2061.

第6章　免疫とがん

- Hodi F. S. et al. (2010). Improved survival with ipilimumab in patients with metastatic melanoma. *New England Journal of Medicine*, 363(8): 711-723.
- Topalian S. L. et al. (2012). Safety, activity, and immune correlates of anti-PD-1 antibody in cancer. *New England Journal of Medicine*, 366(26): 2443-2454.
- Li H. et al. (2019). Dysfunctional CD8 T Cells Form a Proliferative, Dynamically Regulated Compartment within Human Melanoma. *Cell*, 176(4): 775-789.e18.
- 非小細胞肺がんを対象としたニボルマブ＋イピリムマブ併用療法の多施設共同臨床試験に係る現状と重要な注意事項について. (2023). 国立がん研究センター. https://www.ncc.go.jp/jp/information/pr_release/2023/0428/index.html
- Chen J. et al. (2019). NR4A transcription factors limit CAR T cell function in solid tumours. *Nature*, 567(7749): 530-534.
- Khan O. et al. (2019). TOX transcriptionally and epigenetically programs $CD8^{+}$T cell exhaustion. *Nature*, 571(7764): 211-218.
- Scott A. C. et al. (2019). TOX is a critical regulator of tumour-specific T cell differentiation. *Nature*, 571(7764): 270-274.
- Sekiya T. et al. (2013). Nr4a receptors are essential for thymic regulatory T cell development and immune homeostasis. *Nature Immunology*, 14(3): 230-237.
- Liu X. et al. (2019). Genome-wide analysis identifies NR4A1 as a key mediator of T cell dysfunction. *Nature*, 567(7749): 525-529.
- Hibino S. et al. (2018). Inhibition of Nr4a Receptors Enhances Antitumor Immunity by Breaking Treg-Mediated Immune Tolerance. *Cancer Research*, 78(11): 3027-3040.
- Adachi K. et al. (2018). IL-7 and CCL19 expression in CAR-T cells improves immune cell infiltration and CAR-T cell survival in the tumor. *Nature Biotechnology*, 36(4): 346-351.
- Kagoya Y. et al. (2018). A novel chimeric antigen receptor containing a JAK-STAT signaling domain mediates superior antitumor effects. *Nature Medicine*, 24(3): 352-359.
- Ding Z.-C. et al. (2020). Persistent STAT5 activation reprograms the epigenetic landscape in $CD4^{+}$T cells to drive polyfunctionality and antitumor immunity. *Science Immunology*, 5(52): eaba5962.
- Galy A. S. D. et al. (2021). In vivo genome-wide CRISPR screens identify SOCS1 as intrinsic checkpoint of $CD4^{+}T_{H}1$ cell response. *Science Immunology*, 6(66): eabe8219.

参考文献

第１章　人類の宿命・病原体と免疫の戦い

- かつて入院生活を送った病院で小児科医になったゆうちゃん先生の思い．(2022)．読売テレビニュース. https://www.youtube.com/watch?v=7n9vsU_k460

第２章　ヒトに備わった、5つの感染防御機構

- COVID-19 Host Genetics Initiative. (2021). Mapping the human genetic architecture of COVID-19. *Nature*, 600(7889): 472-477.
- Bastard P. et al. (2020). Autoantibodies against type I IFNs in patients with life-threatening COVID-19. *Science*, 370(6515): eabd4585.
- Chen A. et al. (2022). Coagulation Disorders and Thrombosis in COVID-19 Patients and a Possible Mechanism Involving Endothelial Cells: A Review. *Aging and Disease*, 13(1): 144-156.
- 平野俊夫. (2020). 新型コロナウイルス感染症（COVID-19）はサイトカインストーム症候群である．武見基金COVID-19有識者会議．https://www.covid19-jma-medical-expert-meeting.jp/topic/4565

第３章　病原体との攻防

- Shimizu K. et al. (2021). Identification of TCR repertoires in functionally competent cytotoxic T cells cross-reactive to SARS-CoV-2. *Communications Biology*, 4(1): 1365.
- Ng K. W. et al. (2020). Preexisting and de novo humoral immunity to SARS-CoV-2 in humans. *Science*, 370(6522): 1339-1343.
- Soerens A. G. et al. (2023). Functional T cells are capable of supernumerary cell division and longevity. *Nature*, 614(7949): 762-766.
- Mise-Omata S. et al. (2022). Memory B Cells and Memory T Cells Induced by SARS-CoV-2 Booster Vaccination or Infection Show Different Dynamics and Responsiveness to the Omicron Variant. *Journal of Immunology*, 209(11): 2104-2113.
- Suryawanshi R. K. et al. (2022). Limited cross-variant immunity from SARS-CoV-2 Omicron without vaccination. *Nature*, 607(7918): 351-355.
- Crotty S. (2021). Hybrid immunity. *Science*, 372(6549): 1392-1393.
- 新型コロナワクチンの副反応疑い報告について．厚生労働省．https://www.mhlw.go.jp/stf/seisakunitsuite/bunya/vaccine_hukuhannou-utagai-houkoku.html
- SAGE updates COVID-19 vaccination guidance. (2023). World Health Organization. https://www.who.int/news/item/28-03-2023-sage-updates-covid-19-vaccination-guidance

第４章　自己を攻撃する免疫

- Wynn T. A. (2005). T_H-17: a giant step from T_H1 and T_H2. *Nature Immunology*, 6(11): 1069-1070.
- Hadjadj J. et al. (2020). Early-onset autoimmunity associated with *SOCS1* haploinsufficiency. *Nature Communications*, 11(1): 5341.

第５章　炎症とサイトカイン

- Hirano T. et al. (1986). Complementary DNA for a novel human interleukin(BSF-2) that induces B lymphocytes to produce immunoglobulin. *Nature*, 324(6092): 73-76.
- D'Andrea A. D. et al. (1989). Erythropoietin receptor and interleukin-2 receptor β chain: A new receptor family. *Cell*, 58(6): 1023-1024.
- Velazquez L. et al. (1992). A protein tyrosine kinase in the interferon $\alpha\beta$ signaling pathway. *Cell*, 70(2): 313-322.
- Shuai K. et al. (1992). Activation of transcription by IFN-γ: Tyrosine phosphorylation of a 91-kD DNA binding protein. *Science*, 258(5089): 1808-1812.
- Fu X.-Y. (1992). A transcription factor with SH2 and SH3 domains is directly activated by an interferon α-induced cytoplasmic protein tyrosine kinase(s). *Cell*, 70(2): 323-335.
- Yoshimura A. & Lodish H. F. (1992). In vitro phosphorylation of the erythropoietin receptor and an associated protein, pp130. *Molecular and Cellular Biology*, 12(2): 706-715.

【ま行】

【や行】

【ら行】

【わ行】

【数字・アルファベット】

【た行】

【な行】

【は行】

【さ行】

さくいん

N.D.C.491.8　238p　18cm

ブルーバックス　B-2246

免疫《めんえき》「超《ちょう》」入門《にゅうもん》
「がん」「老化」「脳」のカギも握る、すごいシステム

2023年11月20日　第1刷発行
2024年4月12日　第4刷発行

著者　吉村昭彦《よしむらあきひこ》
発行者　森田浩章
発行所　株式会社講談社
〒112-8001　東京都文京区音羽2-12-21
電話　出版　03-5395-3524
販売　03-5395-4415
業務　03-5395-3615
印刷所　（本文印刷）株式会社新藤慶昌堂
（カバー表紙印刷）信毎書籍印刷株式会社
製本所　株式会社国宝社

ISBN978－4－06－534037－0

発刊のことば

科学をあなたのポケットに

二十世紀最大の特色は、それが科学時代であるということです。科学は日に日に進歩を続け、止まるところを知りません。ひと昔前の夢物語もどんどん現実化しており、今やわれわれの生活のすべてが、科学によってゆり動かされているといっても過言ではないでしょう。

そのような背景を考えれば、学者や学生はもちろん、産業人も、セールスマンも、ジャーナリストも、家庭の主婦も、みんなが科学を知らなければ、時代の流れに逆らうことになるでしょう。

ブルーバックス発刊の意義と必然性はそこにあります。このシリーズは、読む人に科学的に物を考える習慣と、科学的に物を見る目を養っていただくことを最大の目標にしています。そのためには、単に原理や法則の解説に終始するのではなくて、政治や経済など、社会科学や人文科学にも関連させて、広い視野から問題を追究していきます。科学はむずかしいという先入観を改める表現と構成、それも類書にないブルーバックスの特色であると信じます。

一九六三年九月

野間省一